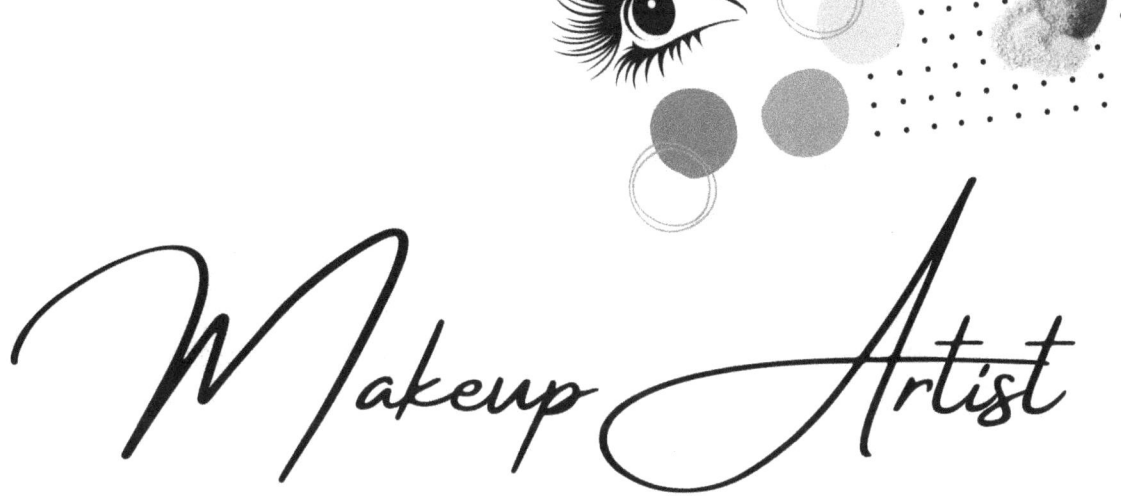

Makeup Artist
FACE CHART
Quaderno di esercizi

Dal principiante all'avanzato

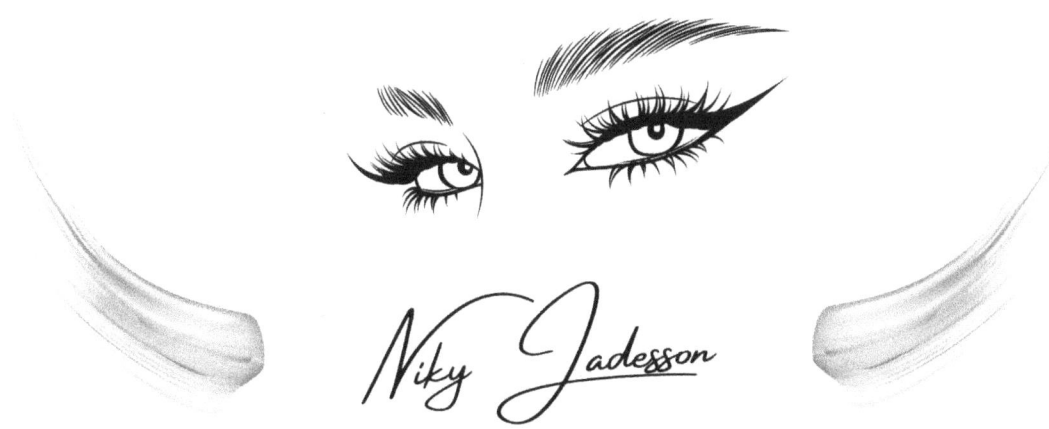

Niky Jadesson

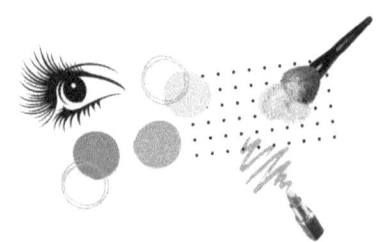

© Copyright 2025 - Niky Jadesson
Tutti i diritti riservati.

Nessuna parte di questo libro può essere riprodotta, archiviata in un sistema di recupero o trasmessa in alcuna forma o con alcun mezzo - elettronico, meccanico, fotocopie, registrazione o altro - senza il previo consenso scritto dell'autore o dell'editore.

Avvertenza legale:

Questa pubblicazione è protetta dal diritto d'autore. È destinata esclusivamente all'uso personale, educativo e non commerciale. Copiare, modificare, vendere o distribuire qualsiasi parte di questo libro senza autorizzazione scritta è severamente vietato.

Dichiarazione di responsabilità:

Questo quaderno è stato creato per scopi educativi e di pratica creativa. Pur essendo stato fatto ogni sforzo per fornire informazioni accurate e utili, l'autore e l'editore non garantiscono risultati o esiti specifici. Il materiale presentato è di natura generale e non deve essere considerato un consiglio professionale. Il lettore è invitato a esercitare il proprio giudizio indipendente. L'autore e l'editore declinano ogni responsabilità derivante dall'uso di questo libro.

Grazie per rispettare i diritti del creatore!

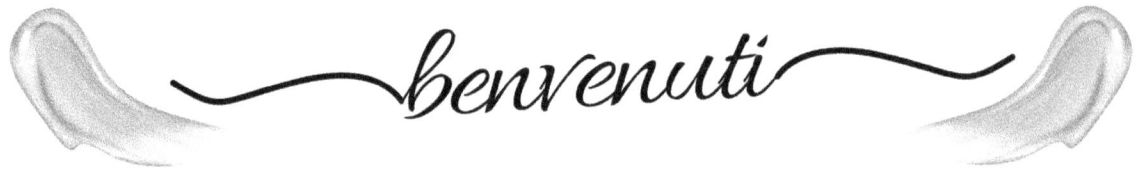

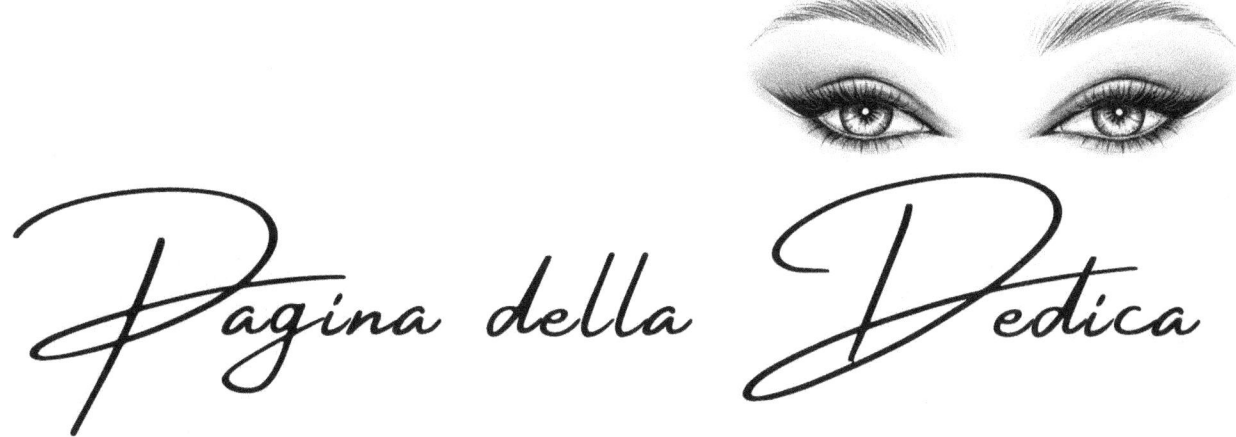

Pagina della Dedica

A tutti gli amanti del trucco che scoprono la bellezza un pennello alla volta,

questo libro è stato creato per voi: per sperimentare, imparare ed esprimervi liberamente.

Che ogni pagina possa ispirare la vostra creatività, rafforzare la vostra fiducia e ricordarvi che ogni volto è una tela.

E ai mentori, agli amici e ai cari che sostengono questo percorso, grazie per essere la vera ispirazione dietro l'arte.

Con amore e passione,

Niky Jadesson

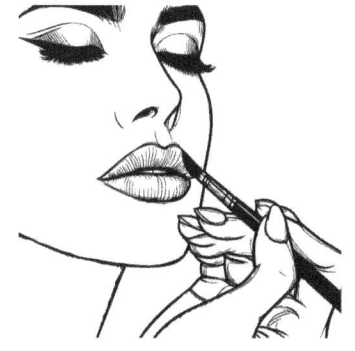

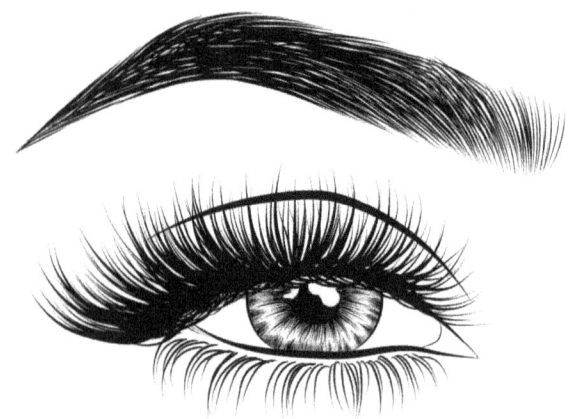
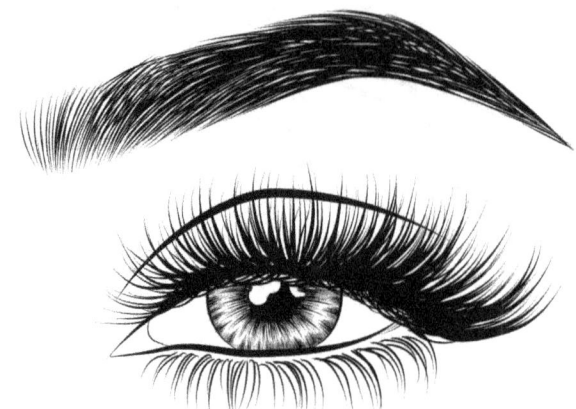

Artista del trucco

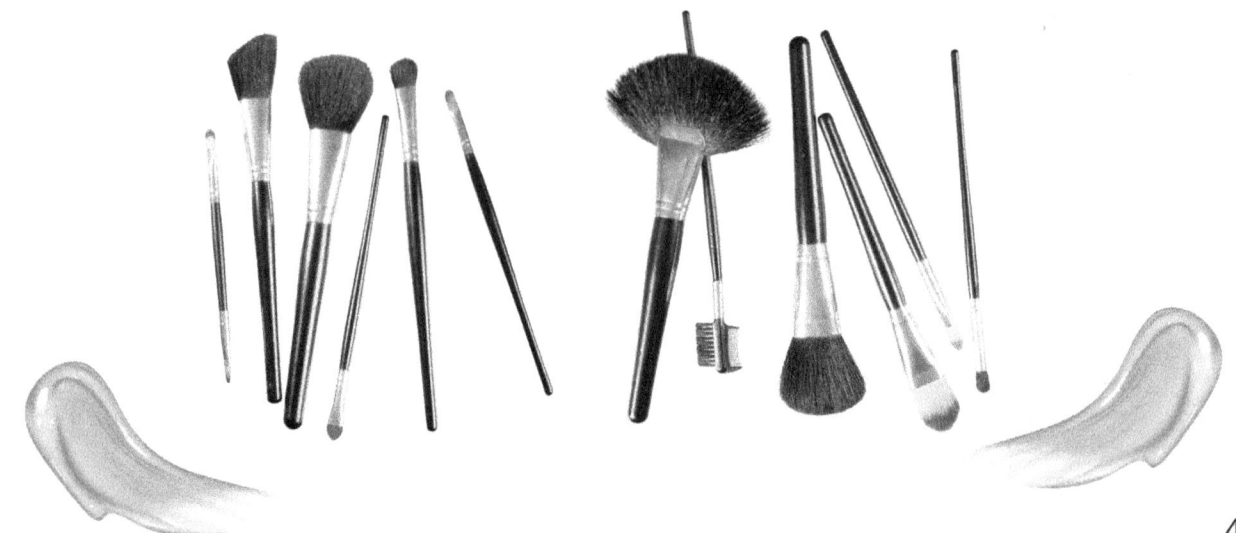

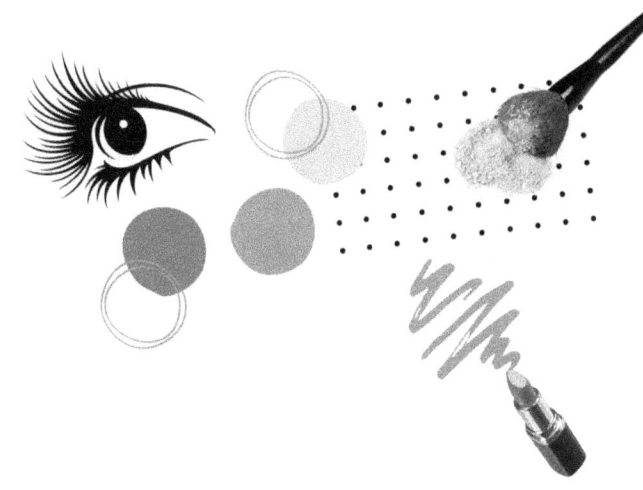

Questo libro appartiene a:

_____

_____

_____

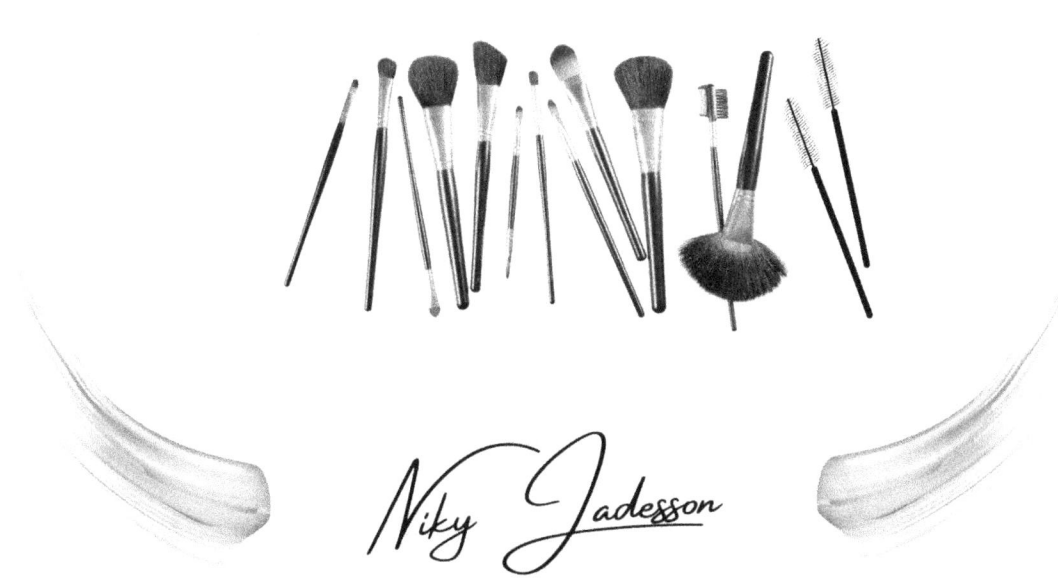

Niky Jadesson

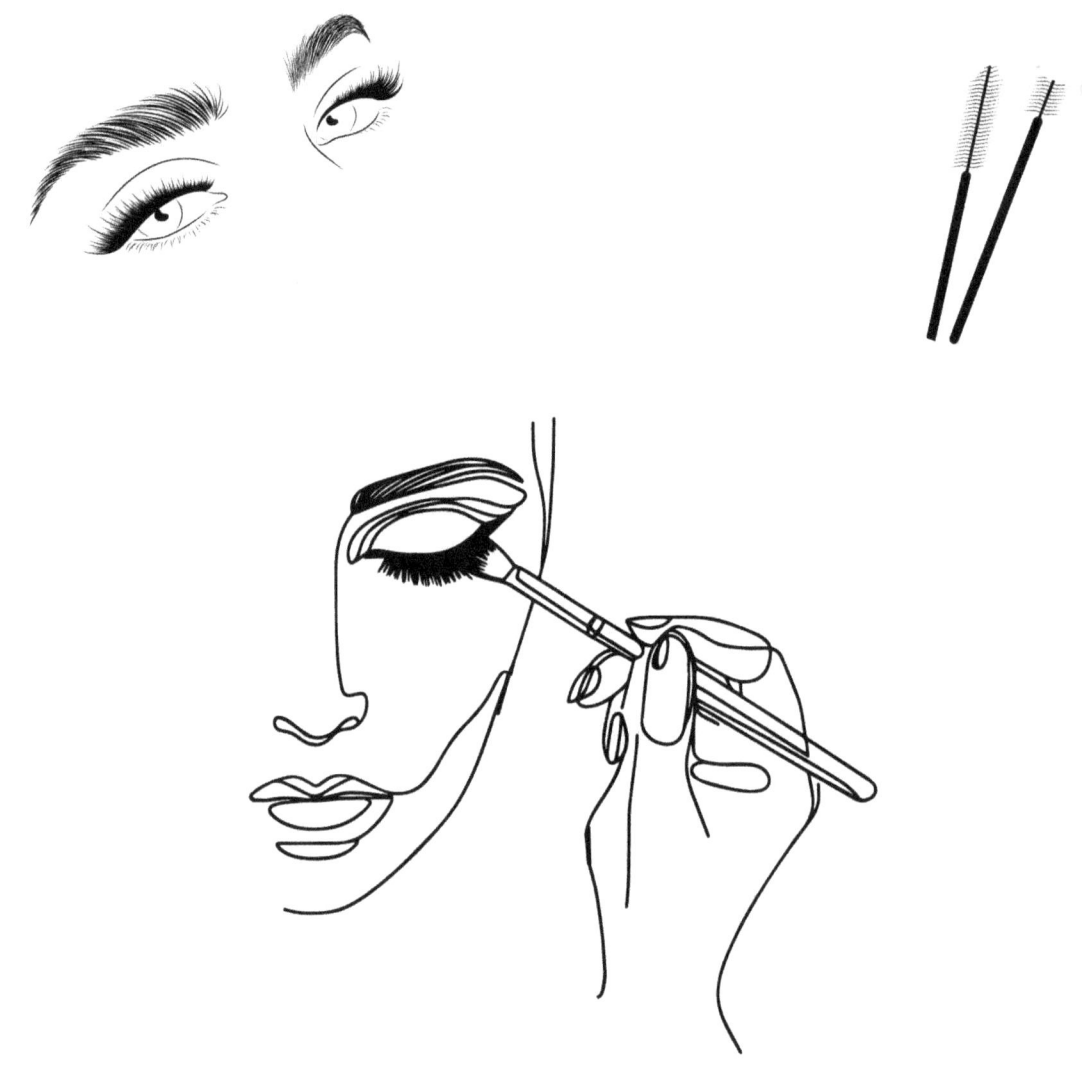

Grazie!
(introduzione)

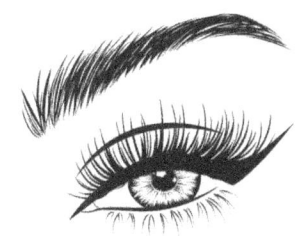

Cara amica,

grazie di cuore per aver scelto questo quaderno di esercizi!

Spero che ti ispiri a sperimentare, imparare e divertirti con l'arte del trucco. Ogni pagina è un invito a esplorare la tua creatività e a crescere con fiducia.

Se desideri rimanere aggiornata sui prossimi libri o condividere il tuo feedback, mi farebbe molto piacere sentirti. Ti basta cercare online "**Niky Jadesson Books**".

Il tuo supporto significa moltissimo. Se questo libro ti ha portato valore, lasciare una breve recensione aiuta altri lettori a scoprirlo e sostiene l'editoria indipendente.

Con gratitudine,

Niky Jadesson

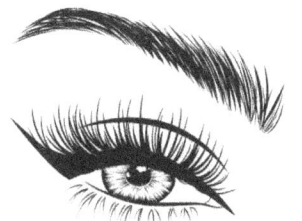
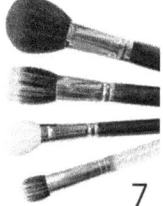

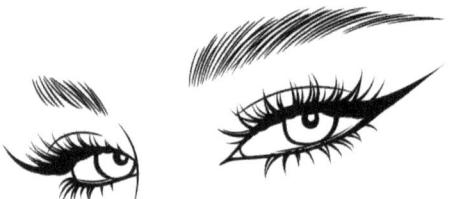
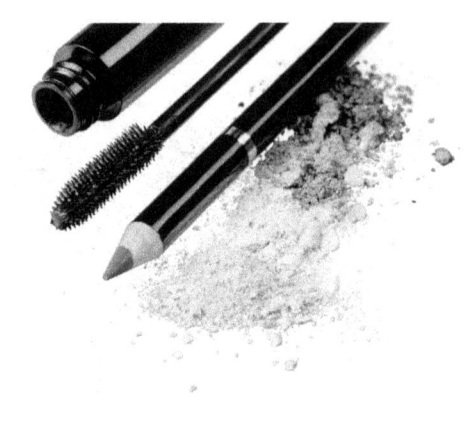
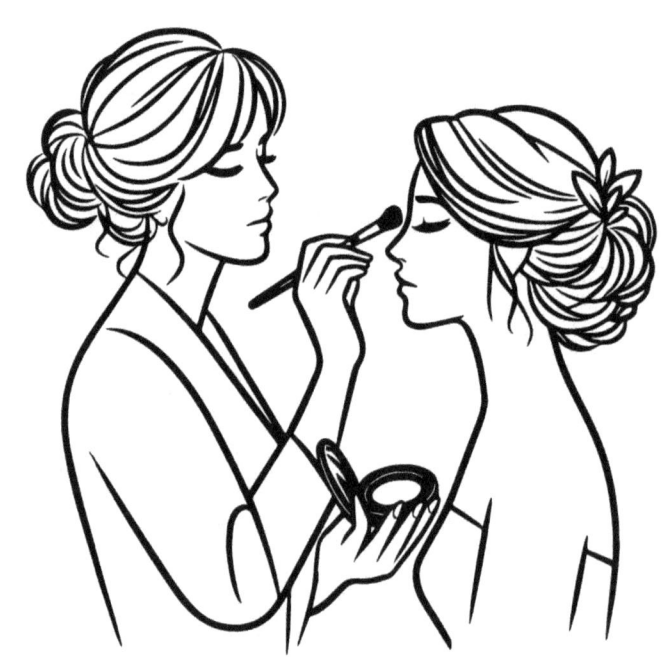

Artista del trucco

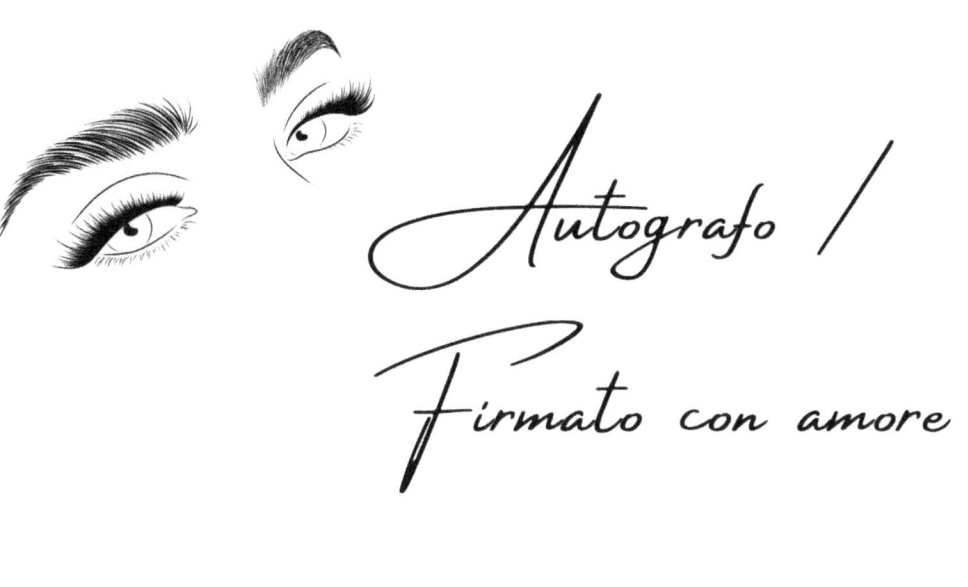

Autografo / Firmato con amore

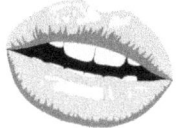

Caro _____,

questo quaderno è per te - per esercitarti, creare e celebrare la tua bellezza unica.

Che possa ricordarti che ogni look che disegni è un passo verso la padronanza della tua arte.

Con tutto il cuore,

_____
(Firma)

Data:_____

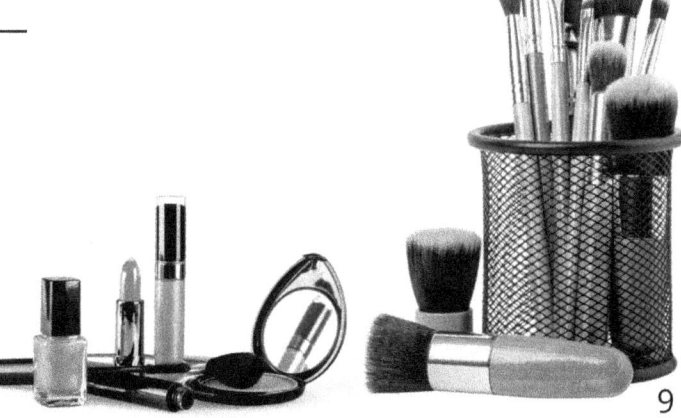

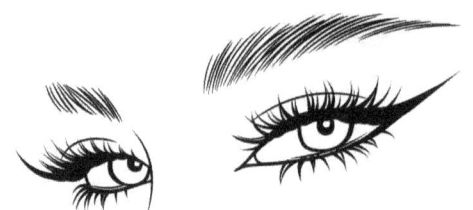

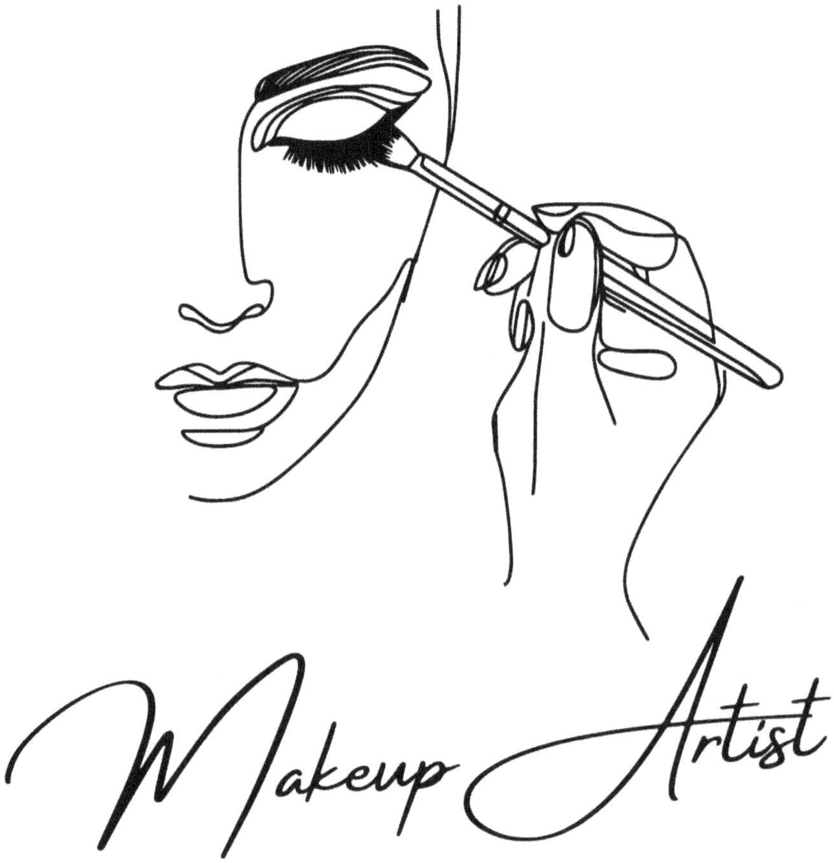

Makeup Artist

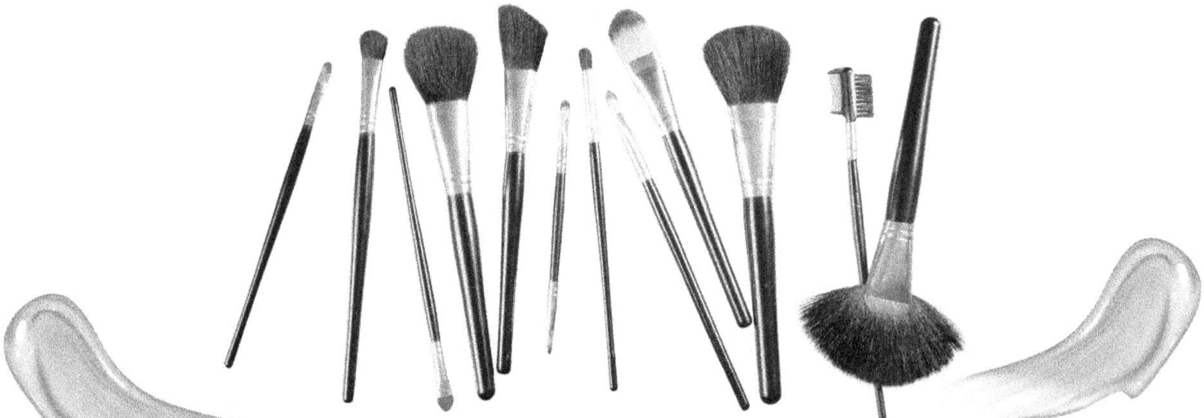

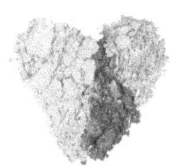

Indice

Parte I - Pagine introduttive

1. Pagina del titolo 1
2. Pagina del copyright 2
3. Pagina della dedica 3
4. Questo libro appartiene a 5
5. Grazie! (Messaggio introduttivo) 7
6. Autografo / Firmato con amore 9
7. Indice 11-12
8. Benvenuto! 13
9. Prefazione dell'autore 15
10. Come usare questo quaderno di esercizi 17

Parte II - Educazione & Fondamentali

11. Breve storia del trucco - Dall'antichità a oggi 18
12. Tendenze moderne del trucco - Look naturali, contouring, glam e stili artistici 19
13. Preparazione della pelle & Prodotti di base - Skincare, primer, fondotinta, correttore, cipria 20
14. Basi del trucco occhi - Ombretti, sfumature, eyeliner, ciglia finte 21
15. Sopracciglia - Forma, tecniche, stili 22
16. Labbra - Matite labbra, rossetti, gloss, tecniche di volume 23
17. Strumenti & Pennelli - Pennelli, spugnette, cura e pulizia 24
18. Look fresco da giorno - (Passo dopo passo) 25
19. Look elegante da sera - (Passo dopo passo) 26
20. Errori comuni nel trucco - (e come evitarli) 27
21. Consigli & Trucchi dai make-up artist 28

Indice

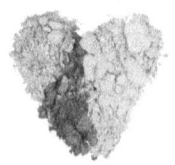

Parte II - Educazione & Fondamentali

22. Guida passo dopo passo a questo quaderno 29
23. Fondamenti del trucco: spiegati passo dopo passo 30
24. Look naturale semplice & veloce 31

Parte III - Quaderno di esercizi & Pratica

25. Guida pratica al trucco & Note 32, 39, 45, 50, 58, 66, 74, 82, 87, 92, 97, 102
26. Ispirazione look naturale 33
27. Modelli Face Chart - Occhi aperti e chiusi 34-36, 40-42, 46-48, 51-56, 59-64, 67-72, 75-80, 83-85, 88-90, 93-95, 98-100, 103-108
28. Le tue note & Foto d'ispirazione 37, 43, 49, 57, 65, 73, 81, 86, 91, 96, 101
29. Ispirazione Smokey Eyes 38
30. Red Carpet Glam - Guida d'ispirazione 44

★ I modelli face chart e le pagine di esercizio si ripetono in più sezioni per un allenamento strutturato e vario.

Parte IV - Conclusione & Extra

31. Lista di controllo del truccatore 109
32. I miei prodotti preferiti - Spazio per appunti 110
33. Il mio diario personale di trucco 111
34. Congratulazioni! Ce l'hai fatta! 113
35. Grazie! (Messaggio finale) 115
36. Grazie per aver scelto questo libro! 116
37. L'autore 117
38. Glossario dei termini di trucco 118-119

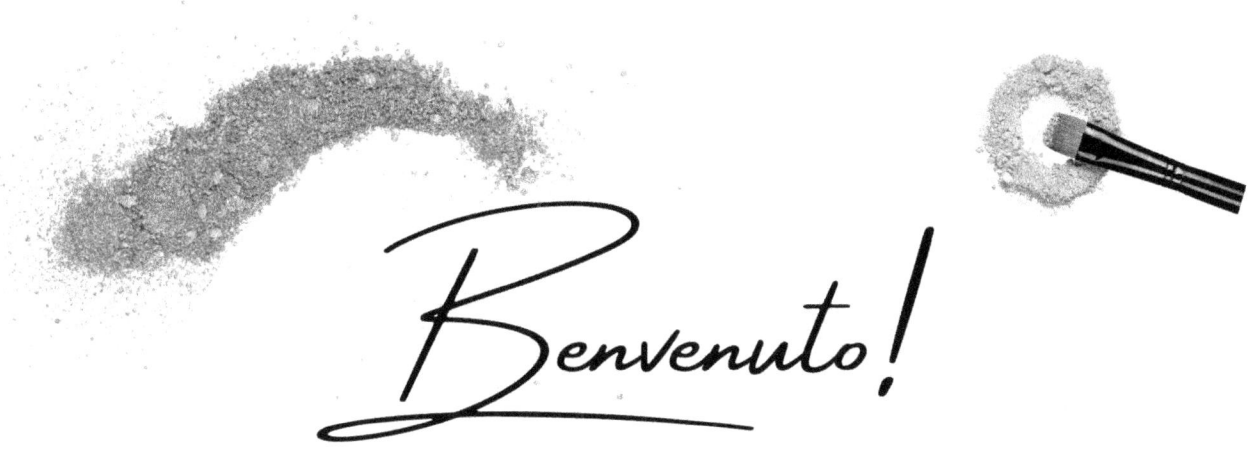

Benvenuto!

Grazie per aver scelto questo libro!

Il trucco è molto più di prodotti e colori; è una forma d'arte. Come ogni grande artista, hai bisogno sia di pratica che degli strumenti giusti per dare vita alla tua visione.

Questo quaderno è stato creato per aiutarti a esplorare, sperimentare e migliorare le tue tecniche mentre crei look sorprendenti.

Prenditi il tuo tempo, prova stili diversi e, soprattutto, divertiti nel processo.

Che tu stia appena iniziando o che abbia già esperienza, questo è il tuo spazio creativo per crescere e brillare.
Siamo onorati di far parte del tuo percorso.

Buona creazione!

Niky Jadesson

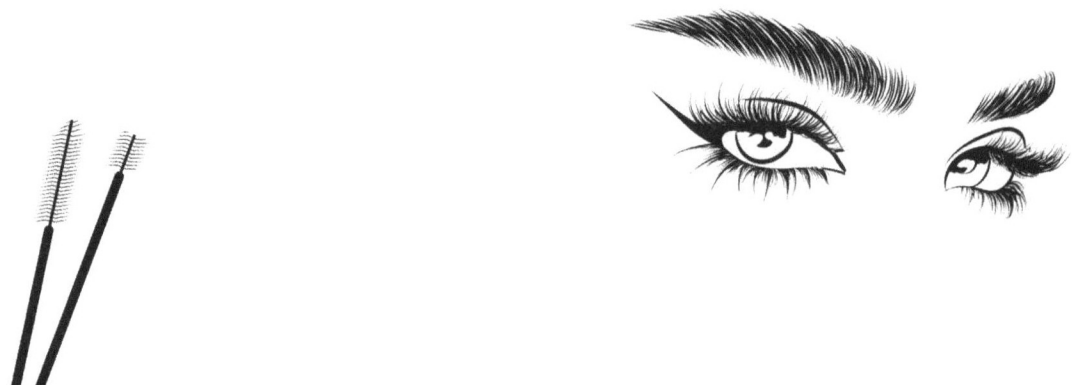
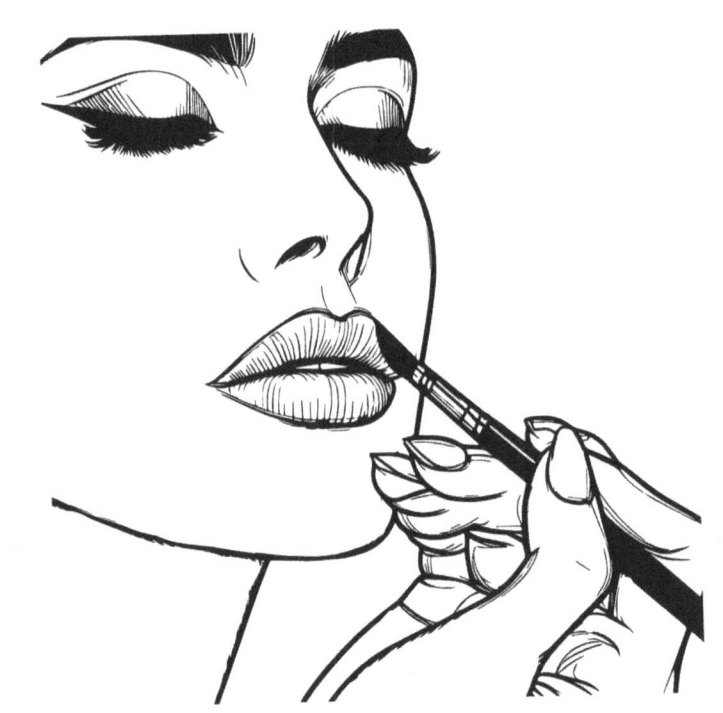

Artista del trucco

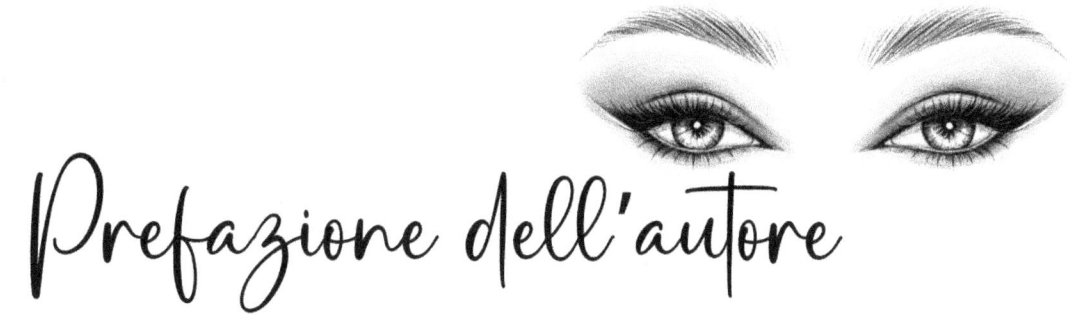

Prefazione dell'autore

Caro lettore,

benvenuto in questo viaggio creativo nel mondo del trucco. Questo libro è stato scritto con un solo obiettivo: offrirti uno spazio in cui l'apprendimento incontra la pratica, e dove ogni pagina può accendere nuova ispirazione.

All'interno troverai sia guida che libertà. Guida, attraverso spiegazioni sui fondamenti del trucco e consigli professionali. Libertà, grazie alle face chart e alle pagine di esercizio, dove la tua immaginazione non ha limiti.

Il trucco è personale. È espressione, fiducia e divertimento. Spero che queste pagine ti ispirino a continuare a sperimentare, a goderti il processo e a vedere la bellezza come l'arte che realmente è.

Con passione e gratitudine,
Niky Jadesson

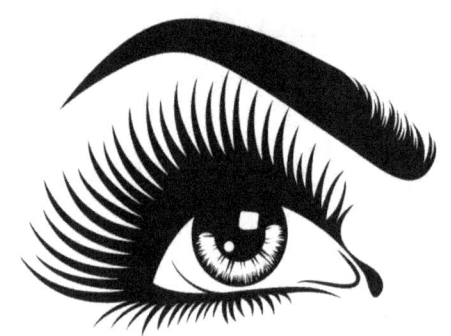

Makeup Artist

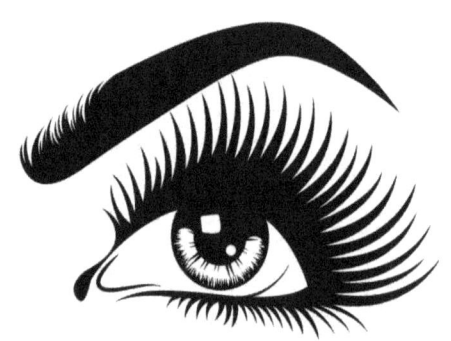

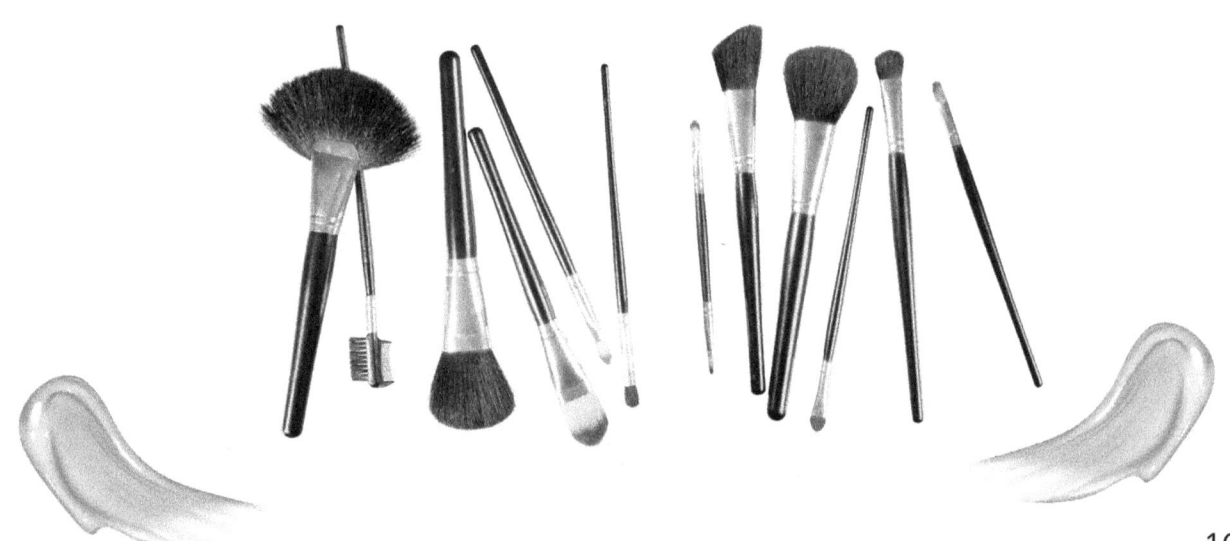

Come usare questo quaderno di esercizi

Questo quaderno è stato pensato per essere allo stesso tempo pratico e creativo. Ti offre lo spazio per esplorare look di trucco, esercitare tecniche e riflettere su ciò che funziona meglio per te.

Ecco alcuni suggerimenti per sfruttarlo al meglio:

1. **Sperimenta liberamente** - Prova colori audaci, sfumature delicate o stili completamente nuovi. Questo è il tuo spazio per giocare senza limiti.
2. **Prendi appunti** - Usa le pagine guida per annotare i prodotti utilizzati, i colori mescolati e le tue impressioni sul processo.
3. **Esercitati sui modelli -** Le face chart servono ad aiutarti a visualizzare i look prima di applicarli dal vivo. Trattale come il tuo sketchbook di idee beauty.
4. **Confronta & migliora -** Utilizza le pagine foto per incollare i tuoi selfie reali e vedere come la pratica su carta si traduce nel trucco vero.
5. **Ripeti & perfeziona** - Non aver paura di rifare lo stesso look più volte. La crescita arriva con la ripetizione e piccoli aggiustamenti.

Che tu sia un principiante che impara passo dopo passo o un professionista che affina le proprie abilità, questo quaderno è il tuo studio creativo personale.

Breve storia del trucco

Il trucco fa parte della cultura umana da migliaia di anni. Nel corso della storia, è stato più di una semplice questione estetica: ha riflettuto status, tradizione e persino spiritualità.

Antico Egitto (circa 4000 a.C.)

Gli egizi furono tra i primi a usare il trucco. L'eyeliner nero in kohl veniva indossato sia dagli uomini che dalle donne, non solo per bellezza ma anche per proteggere gli occhi dal sole e dalla polvere. La malachite verde e il lapislazzuli blu venivano ridotti in polvere per creare ombretti colorati, mentre l'ocra rossa dava alle labbra un tono vibrante.

Antica Grecia e Roma

In Grecia, le donne usavano spesso polveri leggere per rendere la pelle più chiara, considerata simbolo di eleganza. I romani adottarono molte pratiche egiziane ma introdussero anche nuove tecniche, come blush ottenuti da bacche e vino.

Medioevo e Rinascimento

Nel Medioevo la pelle chiara tornò di moda, simbolo di ricchezza e nobiltà. Alcune donne arrivarono persino a usare sostanze pericolose, come polveri a base di piombo, per ottenere quell'effetto. Nel Rinascimento, il trucco divenne più artistico, con colori intensi per le labbra e sopracciglia accuratamente definite.

Il XX secolo

Con l'ascesa di Hollywood negli anni '20 e '30, il trucco entrò nella vita quotidiana. Dive come Greta Garbo e Marilyn Monroe lanciarono mode globali con i loro look iconici. Negli anni '60 esplosero eyeliner marcati e ombretti colorati, mentre negli anni '90 dominarono le labbra opache e il minimalismo.

Oggi

Il trucco moderno è sinonimo di diversità, creatività ed espressione personale. Dai look naturali "no-makeup" ai design artistici audaci, il trucco è diventato uno strumento universale di sicurezza e individualità.

Dai rituali antichi alle tendenze su Instagram, il trucco ha sempre raccontato la storia della bellezza attraverso culture ed epoche. Ora tocca a te scrivere il prossimo capitolo - su queste pagine.

Tendenze moderne del trucco

Oggi il trucco è più vario e creativo che mai. I social media, gli influencer e i make-up artist professionisti hanno aperto la strada a stili infiniti. Ecco alcune delle tendenze più popolari che influenzano il modo in cui ci trucchiamo:

1. Look naturale / "No-Makeup"
Pelle fresca e luminosa con pochi prodotti. Fondotinta leggero, blush delicato e toni neutri che valorizzano la bellezza naturale invece di coprirla.

2. Contouring & Highlighting
Reso famoso dai truccatori delle celebrità, il contouring scolpisce il viso con luci e ombre. L'illuminante dona bagliore a zigomi, naso e arco di Cupido, creando un effetto radioso.

3. Stili Glam & Red Carpet
Fondotinta coprente, ombretti audaci, ciglia voluminose e labbra decise. Perfetto per eventi e servizi fotografici, dove serve un look curato e d'impatto.

4. Trucco artistico & creativo
Colori brillanti, eyeliner grafico, glitter e persino gemme sul viso. Una tendenza che spinge il trucco oltre l'estetica, trasformandolo in arte pura, spesso ispirata a sfilate, festival o social media.

5. Look pratici da tutti i giorni
Smokey eyes soft, labbra nude e tecniche semplici per lavoro, scuola o giornate casual. Look che bilanciano stile e comfort e sono facili da replicare.

6. Bellezza inclusiva
Il mondo beauty moderno celebra ogni carnagione, texture e stile. I brand propongono gamme più ampie e prodotti per esigenze diverse, rendendo il trucco accessibile a tutti.

Le tendenze cambiano sempre, ma la cosa più importante è trovare lo stile che ti fa sentire sicuro e bello.

Preparazione della pelle & Prodotti di base
Skincare, Primer, Fondotinta, Correttore, Cipria

Un trucco impeccabile inizia sempre da una base impeccabile. Prima di applicare qualsiasi prodotto, prepara sempre bene la pelle.

1. **Detergere & Idratare** - Inizia con un detergente delicato per rimuovere le impurità. Prosegui con una crema idratante leggera adatta al tuo tipo di pelle.
2. **Primer** - Applica il primer per levigare la superficie della pelle e far durare di più il trucco. Scegli un primer opacizzante per pelle grassa, idratante per pelle secca o minimizzante dei pori per le texture irregolari.
3. **Fondotinta** - Seleziona una tonalità che corrisponda al tuo sottotono. Applica a strati sottili e sfuma bene con spugna o pennello per un effetto naturale.
4. **Correttore** - Usa sotto gli occhi per illuminare e sopra imperfezioni o rossori per copertura.
5. **Cipria fissante** - Applica leggermente su tutto il viso per fissare il trucco e controllare la lucidità.

***Consiglio Pro**: lascia sempre assorbire la skincare prima di applicare il fondotinta per evitare macchie o irregolarità.*

Basi del trucco occhi

Ombretti, Sfumatore, Eyeliner, Ciglia finte

Gli occhi sono il punto focale di molti look. Padroneggiare queste basi trasformerà la tua arte.

- **Ombretti** - Inizia con toni neutri per esercitarti nella sfumatura. Applica un colore di transizione nella piega, uno più scuro nell'angolo esterno e uno chiaro sulla palpebra mobile.
- **Sfumatura** - Usa un pennello pulito e morbido per ammorbidire i bordi. Ricorda: piccoli movimenti circolari sono la chiave.
- **Eyeliner** - Per i principianti è meglio partire con le matite. Poi passa a eyeliner liquidi o in gel per linee nette e drammatiche.
- **Ciglia finte** - Tagliale per adattarle alla forma del tuo occhio. Applica una sottile linea di colla, aspetta 30 secondi e posizionale vicino all'attaccatura delle ciglia naturali.

Consiglio Pro: *meno è meglio - costruisci l'intensità poco alla volta.*

Sopracciglia
Forma, Tecniche, Stili

Le sopracciglia incorniciano il viso e possono cambiare completamente l'espressione. Imparare a definirle è essenziale.

1. **Forme** - Segui la linea naturale del sopracciglio. Regola del "rapporto aureo":
   - Inizio in linea con l'angolo del naso.
   - L'arco in linea con il bordo esterno dell'iride.
   - La coda termina in diagonale dal naso attraverso l'angolo esterno dell'occhio.
2. **Tecniche**
   - Matita per tratti precisi che imitano i peli.
   - Polvere per un effetto più morbido, ideale per i principianti.
   - Gel per fissare i peli e aggiungere definizione.
3. **Stili**
   - **Naturale**: morbido e leggero.
   - **Definito**: linee nette, perfetto per look glam.
   - **Folto**: tendenza attuale, sopracciglia piene fissate con gel trasparente.

Consiglio Pro: *pettina sempre con lo scovolino per uniformare il prodotto ed evitare linee troppo dure.*

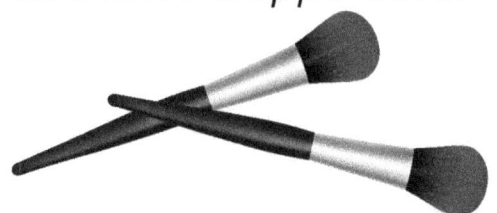

Labbra

Matita, Rossetto, Gloss, Tecniche di volume

Le labbra completano ogni look - dal naturale all'intenso.

- **Matita labbra -** Delinea leggermente sopra il contorno naturale per un effetto voluminoso.
- **Rossetto -** Le formule matte durano più a lungo, quelle cremose sono più confortevoli.
- **Gloss -** Dona luminosità e dimensione. Applica solo al centro per un effetto rimpolpante.
- **Tecniche per volume -** Illumina l'arco di Cupido, usa una matita più scura e sfuma verso il centro per un effetto ombré.

Consiglio Pro: *esfolia e idrata le labbra prima di applicare i prodotti per una finitura più liscia.*

Strumenti & Pennelli
Pennelli, Spugnette, Cura & Pulizia

Gli strumenti sono importanti quanto i prodotti. Pennelli di qualità e una buona cura possono trasformare i risultati.

- **Pennelli**
  - Pennello fondotinta: denso, piatto o arrotondato per un'applicazione uniforme.
  - Pennello da sfumatura: morbido, ideale per gli ombretti.
  - Pennello angolato: perfetto per sopracciglia o eyeliner.
  - Pennello a ventaglio: ottimo per illuminante.
- **Spugnette** - Usale inumidite per un effetto naturale e aerografo. Tampona, non trascinare, per fondotinta o correttore.
- **Cura & Pulizia**
  - Lava i pennelli settimanalmente con sapone delicato o detergente specifico.
  - Lasciali asciugare in posizione orizzontale per mantenerne la forma.
  - Le spugnette vanno sostituite ogni 1-2 mesi.

Consiglio Pro: *strumenti puliti durano di più e proteggono la pelle dalle imperfezioni.*

Look fresco da giorno
(Passo dopo passo)

Un look da giorno deve risultare fresco, naturale e facile da portare. Valorizza i tratti senza appesantire.

1. **Preparazione pelle** - Detergi, idrata e applica un primer leggero.
2. **Fondotinta & Correttore** - Usa un fondotinta leggero o una BB cream. Correggi occhiaie e rossori.
3. **Sopracciglia** - Mantienile morbide e naturali, riempi solo dove serve.
4. **Occhi**
   - Applica un ombretto neutro su tutta la palpebra.
   - Sfuma un colore leggermente più scuro nella piega.
   - Evita l'eyeliner o usa una matita marrone per una definizione sottile.
   - Completa con uno strato di mascara.
5. **Guance** - Aggiungi un blush delicato sui toni pesca o rosa per un effetto salute.
6. **Labbra** - Opta per nude, rosa tenue o balsamo colorato.
7. **Tocco finale** - Una leggera spolverata di cipria sulla zona T per controllare la lucidità.

Consiglio Pro: *meno è meglio per il trucco da giorno - punta a sembrare fresca, non troppo costruita.*

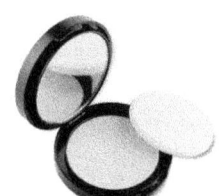

Look elegante da sera
(Passo dopo passo)

I look serali permettono più drammaticità, colori intensi e linee definite. È il momento perfetto per osare!

1. **Preparazione pelle** - Idrata bene; scegli un primer opacizzante o illuminante in base alla tua pelle.
2. **Fondotinta & Correttore** - Opta per copertura media o alta. Aggiungi un leggero contouring per definizione.
3. **Sopracciglia** - Definiscile in modo più deciso con matita + polvere o gel.
4. **Occhi**
    - Crea un effetto smokey con tonalità scure nell'angolo esterno e nella piega.
    - Aggiungi shimmer o tonalità metalliche sulla palpebra.
    - Applica eyeliner nero lungo la rima, allungandolo per più dramma.
    - Completa con mascara volumizzante o ciglia finte.
5. **Guance** - Aggiungi bronzer per calore e un tocco di illuminante sugli zigomi.
6. **Labbra** - Scegli tonalità decise come rosso, berry o nude intenso.
7. **Tocco finale** - Usa lo spray fissante per mantenere il look tutta la notte.

Consiglio Pro*: l'equilibrio è fondamentale - se enfatizzi molto gli occhi, mantieni le labbra più sobrie, o viceversa.*

Errori comuni nel trucco
(e come evitarli)

Anche chi ha esperienza può commettere piccoli errori che rovinano il risultato finale. Ecco i più comuni - e come correggerli:

1. **Fondotinta sbagliato**
   - Errore: scegliere una tonalità troppo chiara o troppo scura.
   - Soluzione: prova il fondotinta sulla mascella, non sulla mano. Controlla sempre alla luce naturale.
2. **Sopracciglia eccessive**
   - Errore: troppo scure o disegnate rigidamente.
   - Soluzione: usa tratti leggeri con matita o polvere e sfuma con lo scovolino.
3. **Ombretto non sfumato**
   - Errore: linee dure tra i colori.
   - Soluzione: usa un pennello pulito con movimenti circolari per ammorbidire.
4. **Troppa cipria**
   - Errore: effetto secco e pesante.
   - Soluzione: applica solo dove serve (di solito nella zona T) con pennello morbido.
5. **Matita labbra troppo marcata**
   - Errore: contorno scuro e rossetto chiaro senza sfumatura.
   - Soluzione: scegli una matita simile al rossetto e sfuma verso l'interno.
6. **Saltare la skincare**
   - Errore: truccarsi su pelle secca e non preparata.
   - Soluzione: detergi, idrata e applica primer prima del trucco.

Consiglio Pro: *il trucco deve valorizzare la bellezza naturale, non mascherarla. Quando hai dubbi, sfuma e alleggerisci.*

Tips & Tricks
dai Truccatore

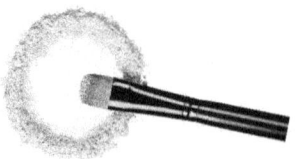

I truccatori professionisti conoscono piccoli segreti che fanno una grande differenza. Ecco alcuni dei loro preferiti:

- **Spugna umida = base perfetta** - Sfuma sempre il fondotinta con una spugna leggermente inumidita per un effetto naturale.
- **Strati sottili -** Applica i prodotti a piccoli strati; è più facile aggiungere che togliere.
- **Fissa il correttore subito -** Usa un pennellino e cipria trasparente appena dopo aver applicato il correttore sotto gli occhi.
- **Ombretto come eyeliner -** Bagna un pennello angolato e intingilo in ombretto scuro per un eyeliner morbido.
- **Illuminante strategico -** Aggiungi nei punti luce come angoli interni degli occhi e arco di Cupido per brillantezza immediata.
- **Tampona, non stratificare -** Se la pelle si lucida, tampona con carta assorbente invece di aggiungere cipria.
- **Mescola rossetti -** Crea colori personalizzati unendo diverse tonalità.
- **Trucco mascara -** Muovi lo scovolino alla radice e poi pettina verso l'alto per ciglia più piene.
- **Equilibra il look -** Occhi intensi si abbinano a labbra più sobrie e viceversa.
- **Pratica = progresso -** Più sperimenti, più diventerai sicura e creativa.

Consiglio Pro: *il trucco non riguarda regole fisse, ma ciò che ti fa sentire bella.*

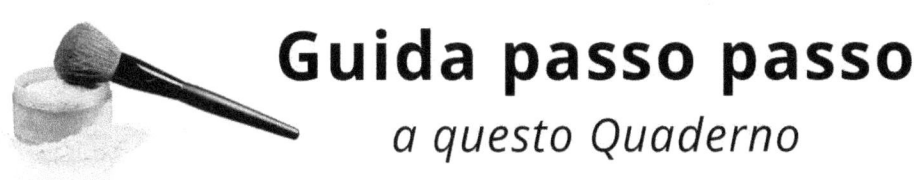

Guida passo passo
a questo Quaderno

Benvenuta nel mondo del trucco professionale!

Questo quaderno è stato creato per aiutarti a esercitarti e crescere - che tu sia all'inizio o già esperta. All'interno troverai face chart strutturate per sperimentare tecniche, esplorare stili e affinare la tua arte.

Ogni sezione ti guiderà passo dopo passo, unendo apprendimento e creatività. Con ogni chart avrai l'opportunità di testare, correggere e sviluppare il tuo stile personale.

Come usare questo quaderno:
• Usa prodotti veri - ombretti, fondotinta, eyeliner, rossetti - per dare vita alle tue idee.
• Prova tecniche e combinazioni di colori per scoprire ciò che ti valorizza di più.
• Scrivi note, osservazioni e idee di miglioramento.
• Non temere errori - ogni tentativo ti porta più vicino alla padronanza.

Alla fine di questo libro avrai una collezione personale di look che riflettono la tua crescita come makeup artist. Rilassati, divertiti e lascia brillare la tua creatività!

Fondamentali del trucco:
Passo dopo passo

Questi passaggi sono un punto di partenza - sentiti libera di adattarli al tuo stile.

Step 1: Preparare la pelle
- Detergi con un prodotto adatto al tuo tipo di pelle.
- Idrata bene per creare una base liscia.
- Applica primer per un trucco duraturo e uniforme.

Step 2: Creare la base
- Applica un fondotinta adatto al tono della pelle con spugna o pennello.
- Usa correttore per imperfezioni e occhiaie.
- Fissa con un leggero strato di cipria trasparente o compatta.

Step 3: Contouring & Blush
- Definisci zigomi, fronte e mascella con contour.
- Applica blush sulle guance per un aspetto sano.
- Illumina i punti alti del viso per una radiosità naturale.

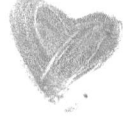

Step 4: Trucco occhi
- Definisci le sopracciglia con matita, gel o polvere.
- Usa primer occhi per intensificare i colori e la durata.
- Scegli una palette e sfuma bene i colori.
- Aggiungi eyeliner per definizione.
- Completa con mascara per lunghezza e volume.

Step 5: Labbra perfette
- Esfolia delicatamente le labbra.
- Delinea con matita labbra per precisione.
- Applica rossetto o gloss nella tua tonalità preferita.

Step 6: Fissare il trucco
- Nebulizza con spray fissante per una lunga tenuta.

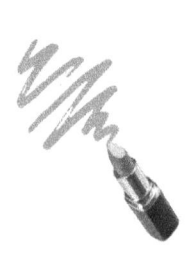

Ricorda: questi sono consigli, non regole rigide. Il trucco è arte - personalizza ogni step!

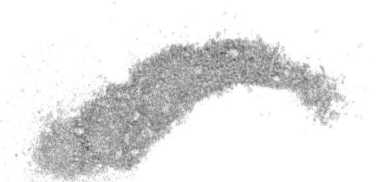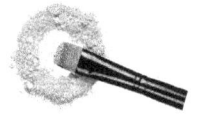

LOOK NATURALE E VELOCE

Per mettere in pratica le tecniche, ecco un esempio semplice step by step per creare un look fresco, perfetto ogni giorno.

5 step per un look naturale:
- Applica un fondotinta leggero e un po' di correttore dove serve.
- Stendi un ombretto nude sulle palpebre e completa con mascara.
- Definisci leggermente le guance con contour e blush soft.
- Definisci le sopracciglia con tratti delicati.
- Completa con un rossetto nude o balsamo colorato.

Libera la tua creatività!

Il trucco è un'arte - e tu sei l'artista. Non esitare a provare nuove tecniche, giocare con i colori ed uscire dalla tua comfort zone. Ogni pennellata ti avvicina alla padronanza. Continua a esercitarti, esplorare e soprattutto - divertiti!

Guida pratica al trucco & Note

Il trucco è arte, e ogni artista ha bisogno di spazio per esercitarsi.
Pensa a questo quaderno come al tuo laboratorio creativo - un luogo per testare idee, sperimentare look nuovi e crescere passo dopo passo. Non temere l'audacia! Ogni pennellata ti avvicina al tuo stile e alla sicurezza.

Come usare questa pagina:
- **Sperimenta -** Prova stili, colori e tecniche diverse.
- **Osserva -** Nota cosa valorizza diverse forme del viso e palette cromatiche.
- **Migliora -** Rifletti su ciò che ha funzionato e cosa puoi correggere.
- **Sii creativa -** Nel trucco non ci sono regole rigide. Supera i limiti e rendilo tuo!

Riflessione & Note:
- Cosa ho imparato in questa sessione?
- Cosa ha funzionato meglio?
- Cosa farei diversamente la prossima volta?

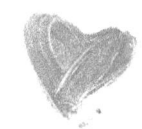

Consiglio Pro: *"Il trucco non è una maschera - è il riflesso della tua creatività."*
Celebra ogni passo del tuo percorso!

_____

_____

_____

_____

_____

_____

Ispirazione Look Naturale

Il look naturale consiste nell'esaltare i tuoi tratti senza coprirli. Fresco, semplice e senza tempo, questo stile funziona in qualsiasi occasione ed è perfetto per aumentare la fiducia nelle tue capacità.

Pensalo come la tua tela quotidiana: delicata, luminosa e naturalmente bella.

Guida al Look Naturale:
- **Cosa**: Copertura leggera, colori delicati e un effetto "no-makeup".
- **Come**: Usa toni neutri, sfuma bene e concentrati su una pelle dall'aspetto sano.
- **Quando**: Perfetto per scuola, lavoro, giornate casual o ogni volta che vuoi un'aria fresca.
- **Dove**: Ideale per il giorno, eventi all'aperto o qualsiasi occasione rilassata.
- **Perché**: Perché a volte meno è di più: mette in risalto la tua vera bellezza e mantiene la semplicità.

Consiglio: *Il look naturale è la base di tutti gli altri stili. Una volta padroneggiato, ogni altra tecnica di trucco diventa più semplice.*

Stile di trucco: _____ Tipo: _____
Fondotinta: _____ Durata: _____
Cipria: _____ Data: _____
Blush: _____ Makeup Artist: _____
Contour: _____ Evento: _____

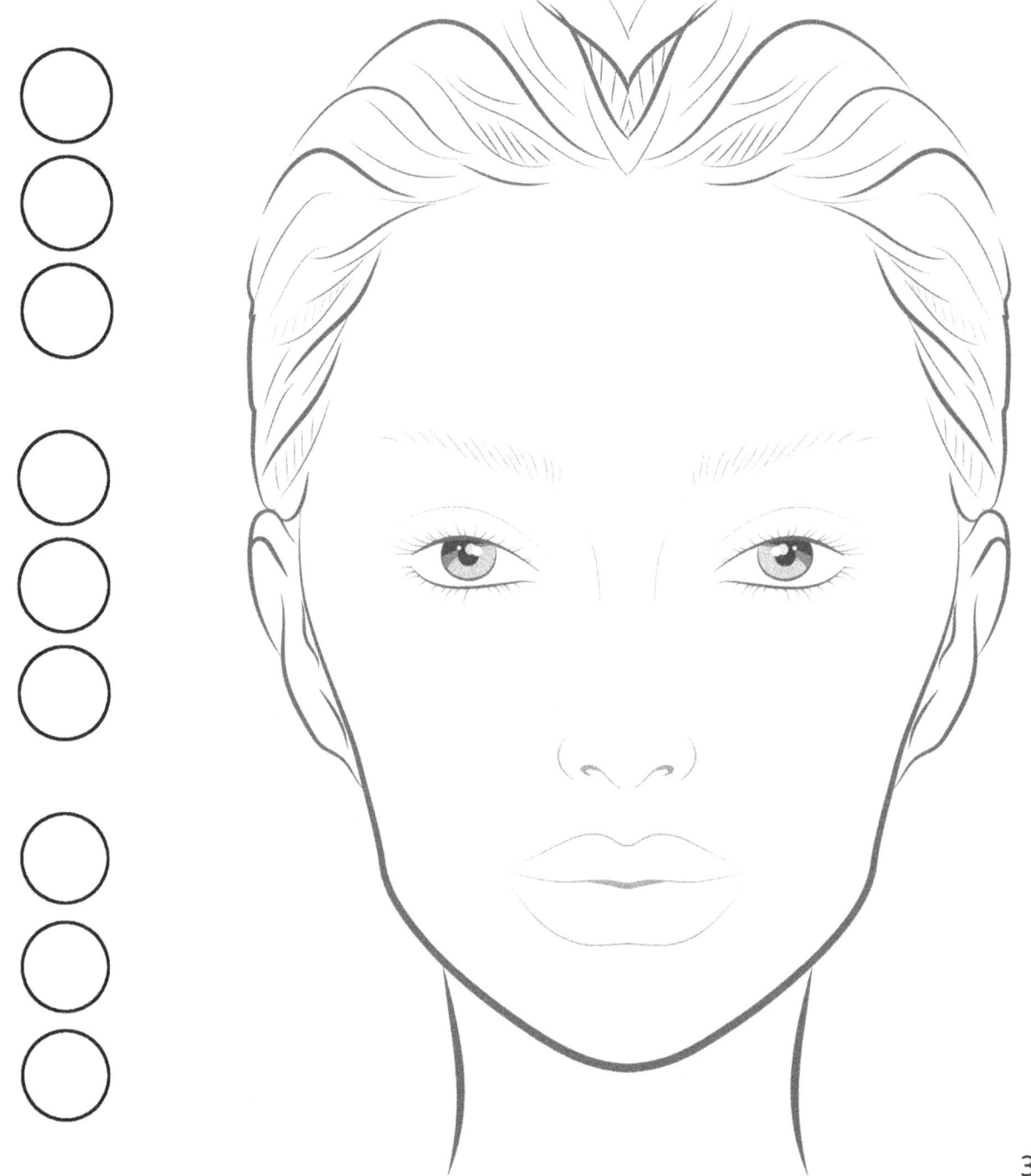

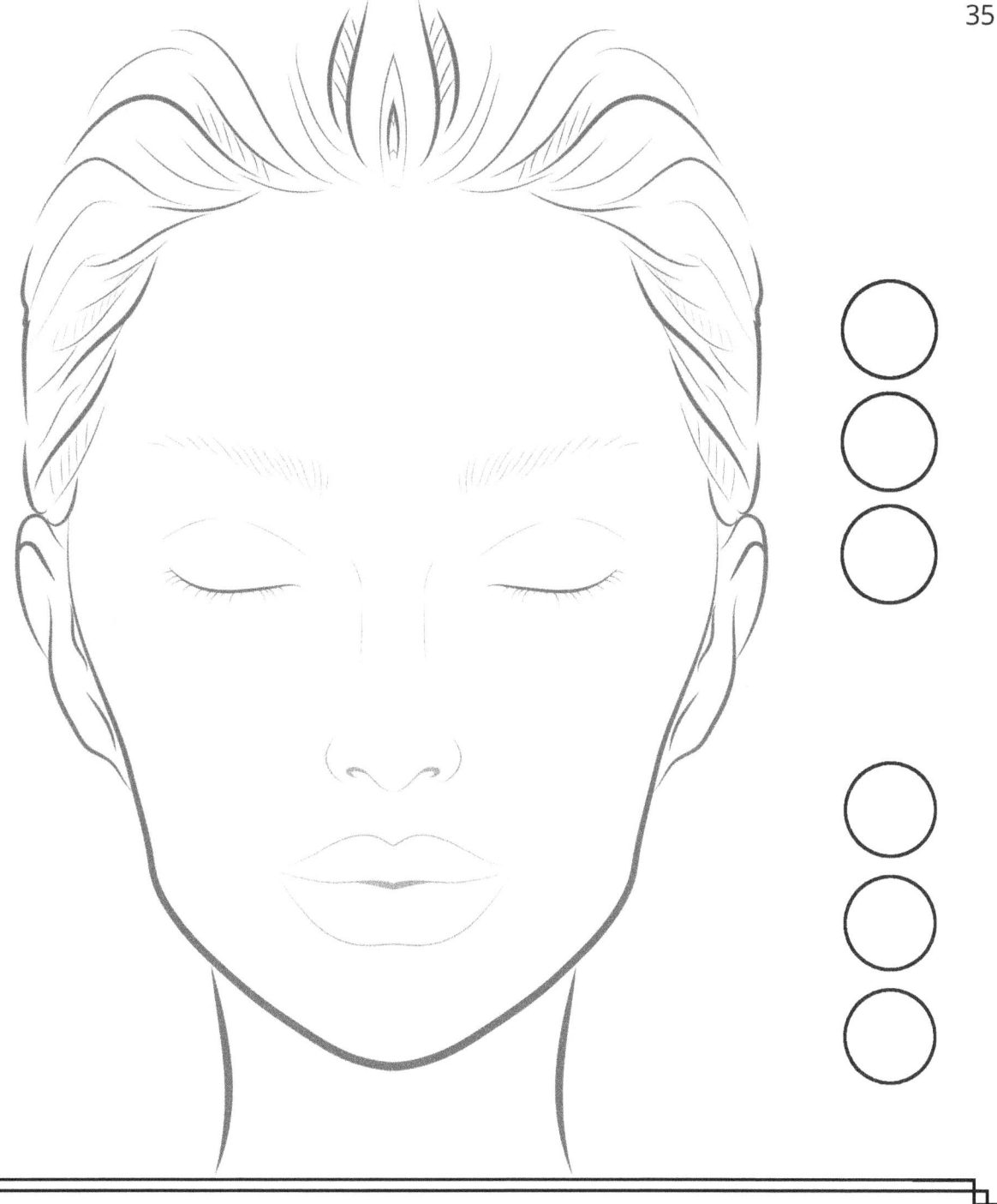

Stile di trucco: _____ Tipo: _____
Fondotinta: _____ Durata: _____
Cipria: _____ Data: _____
Blush: _____ Makeup Artist: _____
Contour: _____ Evento: _____

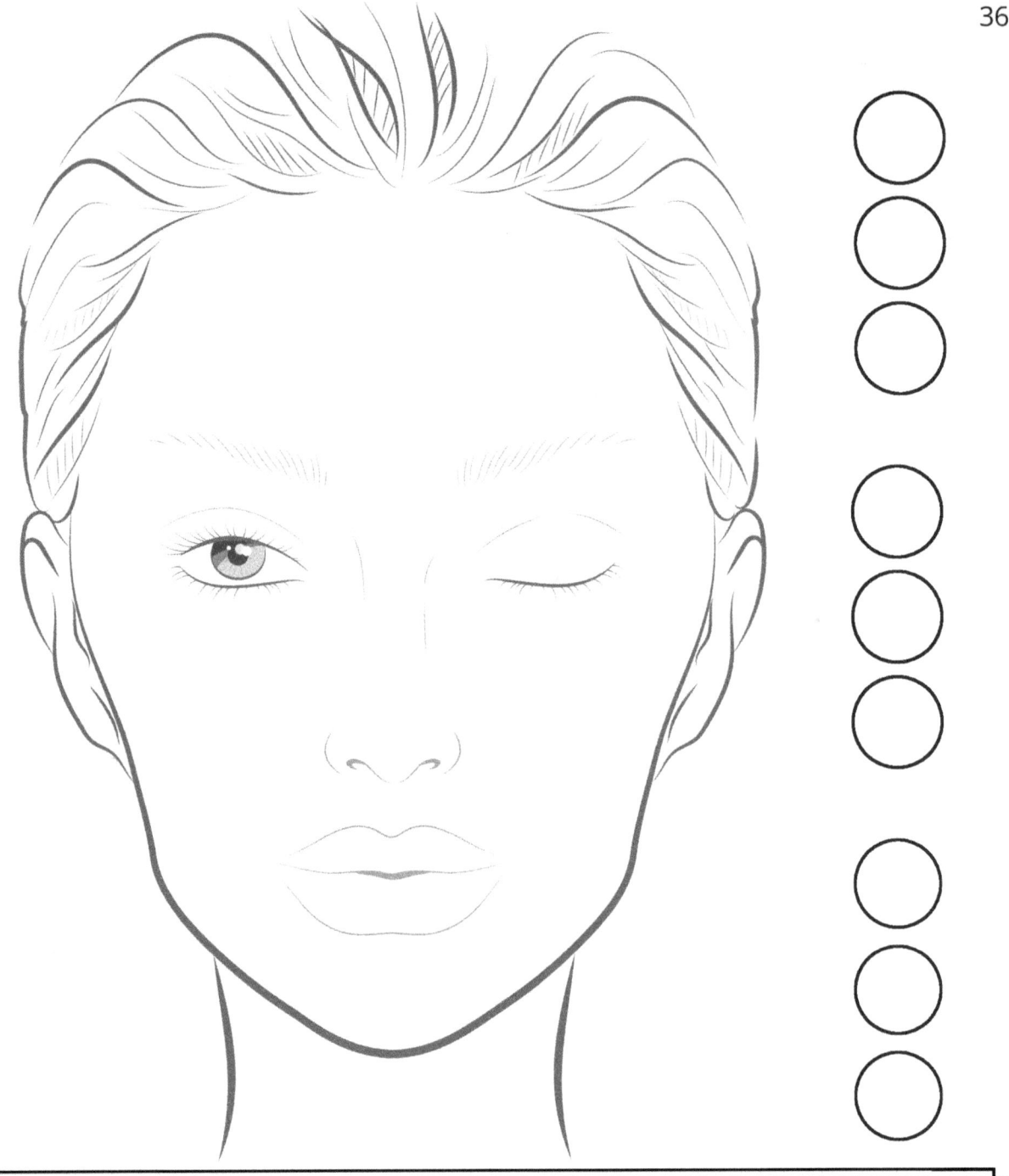

Stile di trucco: _____ Tipo: _____
Fondotinta: _____ Durata: _____
Cipria: _____ Data: _____
Blush: _____ Makeup Artist: _____
Contour: _____ Evento: _____

I Tuoi Appunti & Foto di Ispirazione[37]

Questa pagina è la tua galleria creativa. Usala per seguire i tuoi progressi, raccogliere i tuoi look preferiti e riflettere sul tuo percorso.

Aggiungi selfie, foto d'ispirazione o ritagli per dare vita ai tuoi design!

Spunti per guidarti:
- Cosa mi ha ispirato per questo look?
- Quali prodotti o colori hanno funzionato meglio?
- Cosa farei diversamente la prossima volta?
- Come mi sono sentita durante la creazione di questo trucco?

Consiglio: *Stampa un selfie, una polaroid o anche un ritaglio di rivista e incollalo qui. Confronta la tua face chart con il risultato reale!*

Ispirazione Smokey Eyes

Lo smokey eye è uno dei look più iconici e senza tempo. Crea profondità, drammaticità e un'allure misteriosa adatta a molte occasioni.

Consigli per uno Smokey Eye Perfetto:

- **Cosa:** Ombretto scuro sfumato con un finish sensuale.
- **Come:** Inizia con una base scura, stratifica e sfuma gradualmente gli ombretti, illumina l'angolo interno per equilibrio.
- **Quando:** Ideale per la sera, feste o eventi glamour.
- **Dove:** Perfetto per red carpet, appuntamenti o celebrazioni festive.
- **Perché:** Gli smokey eyes aggiungono subito sicurezza, eleganza e intensità al tuo look.

Ricorda: La chiave di uno smokey eye impeccabile è la sfumatura: i bordi morbidi creano la vera magia.

Guida pratica al trucco & Note

Ogni capolavoro inizia con la pratica. Usa questa pagina come il tuo laboratorio creativo: uno spazio sicuro per sperimentare, provare look audaci e imparare da ogni pennellata. Ogni tentativo, perfetto o meno, ti porta più vicino alla padronanza.

Come usare questa pagina:
- **Sperimenta -** Gioca con prodotti, tonalità e texture diverse.
- **Osserva** - Fai attenzione alla sfumatura, all'equilibrio e alla simmetria.
- **Migliora** - Scrivi cosa ha funzionato bene e cosa vorresti perfezionare la prossima volta.
- **Sii audace** - Non trattenerti! Il trucco è libertà, non regole.

Riflessione & Appunti:
- Quale nuova tecnica ho esplorato oggi?
- Quale parte del look è riuscita meglio?
- Cosa potrei modificare per renderlo ancora più bello la prossima volta?

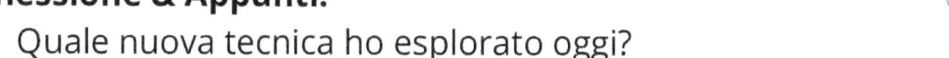

Consiglio Pro: *Il progresso è più importante della perfezione. Ogni pagina che riempi è la prova della tua crescita come artista.*

_____

_____

_____

_____

_____

_____

_____

Stile di trucco: _____	Tipo: _____
Fondotinta: _____	Durata: _____
Cipria: _____	Data: _____
Blush: _____	Makeup Artist: _____
Contour: _____	Evento: _____

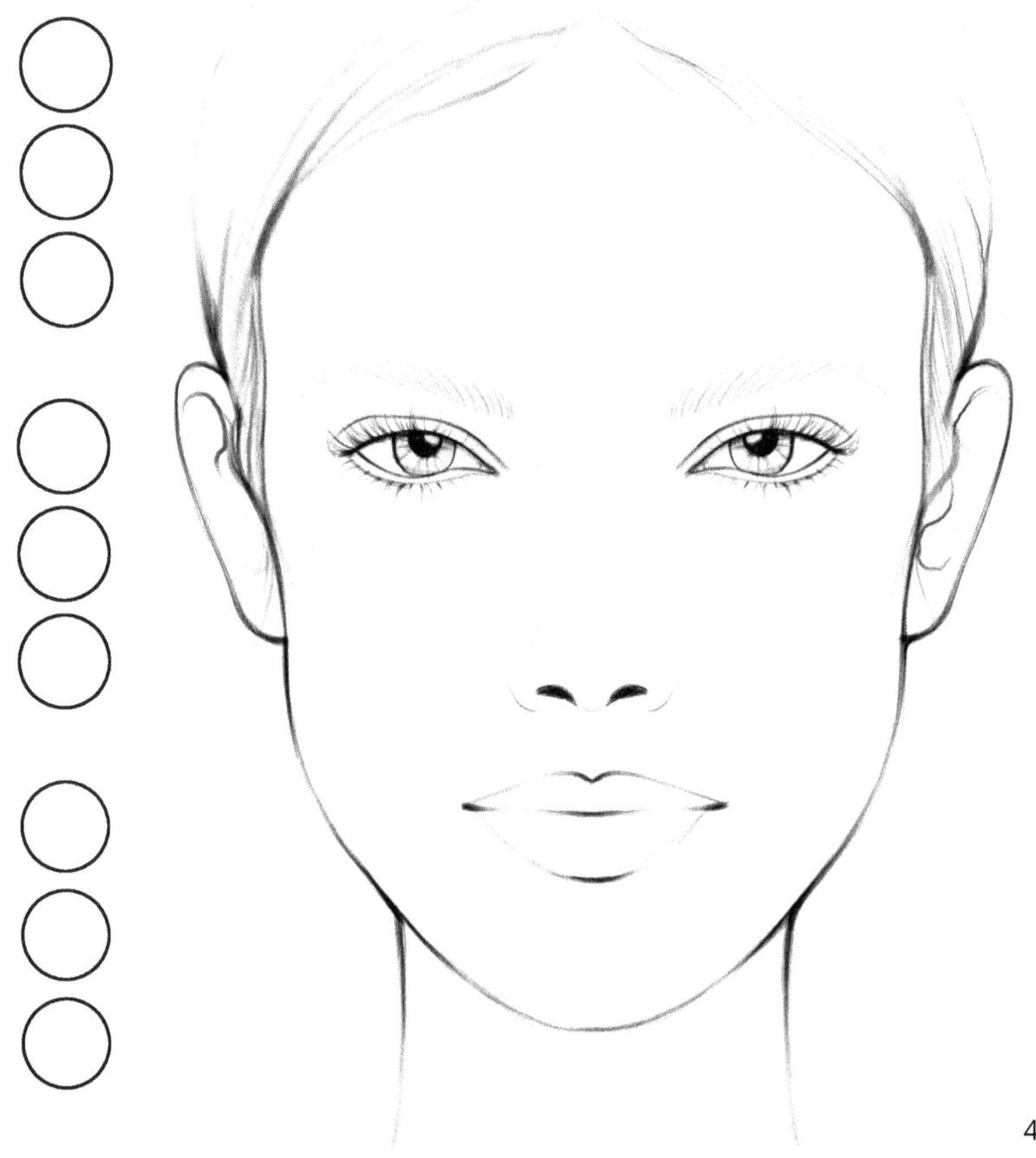

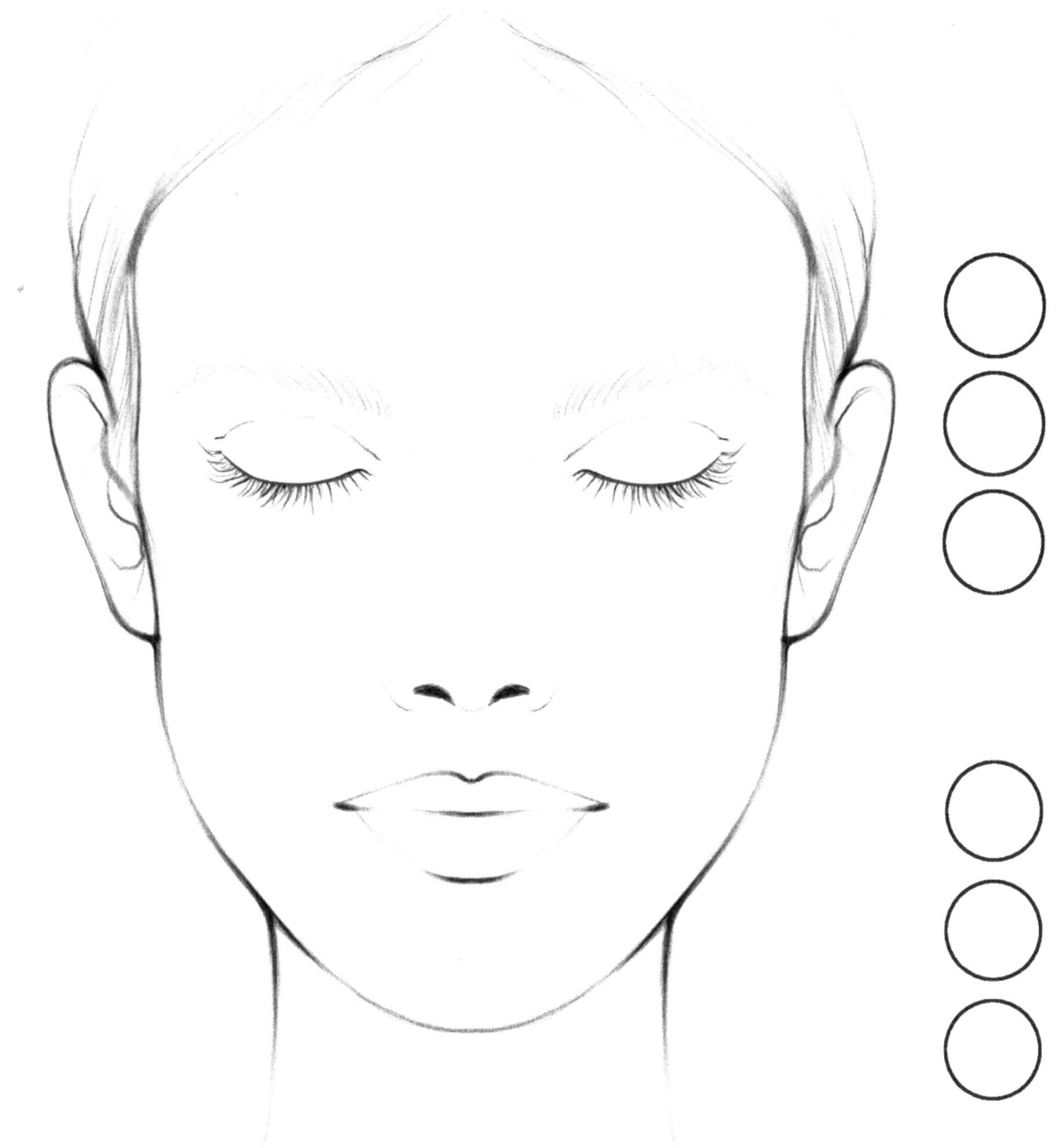

Stile di trucco: _____ Tipo: _____
Fondotinta: _____ Durata: _____
Cipria: _____ Data: _____
Blush: _____ Makeup Artist: _____
Contour: _____ Evento: _____

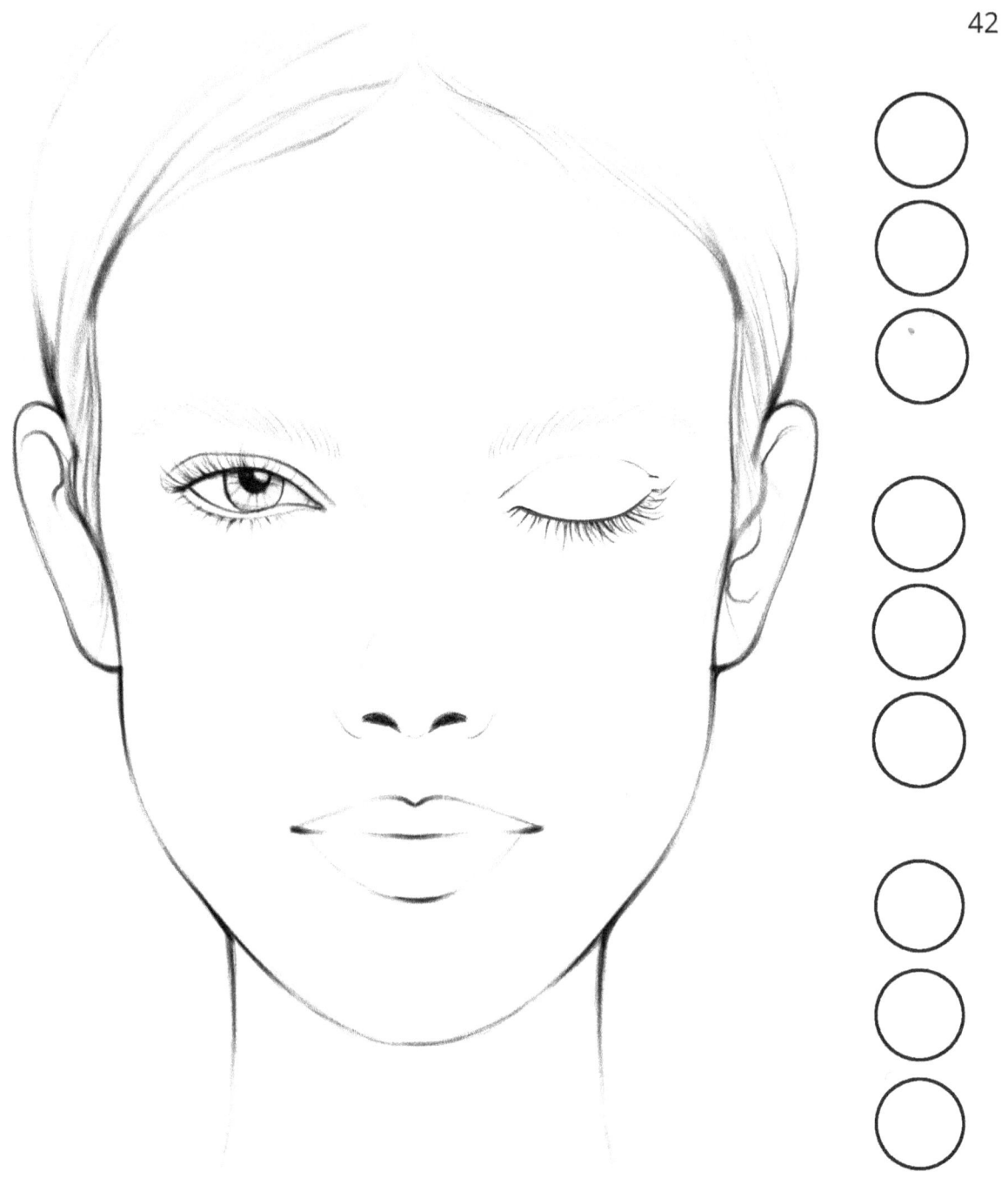

Stile di trucco: _____ Tipo: _____
Fondotinta: _____ Durata: _____
Cipria: _____ Data: _____
Blush: _____ Makeup Artist: _____
Contour: _____ Evento: _____

I Tuoi Appunti & Foto di Ispirazione

Questa pagina è la tua bacheca creativa della memoria. Incolla o disegna qui il tuo look preferito e annota i dettagli che lo hanno reso speciale.

Spunti di riflessione:

- Cosa mi ha ispirato per questo look?
- Quali prodotti o colori ho apprezzato di più?
- Come mi sono sentita indossandolo?

Consiglio Pro: *Le foto aiutano a seguire i progressi: un'immagine di oggi sarà l'ispirazione per il capolavoro di domani.*

Red Carpet Glam
- *Guida all'Ispirazione*

Quando pensi al red carpet, immagina eleganza audace, pelle luminosa e un look che cattura l'attenzione. Questo stile riguarda sicurezza, dramma e bellezza senza tempo.

Usa questa pagina per trovare idee per il tuo makeover più glamour.

Cosa considerare:
- **Cosa?** - Occhi intensi, pelle radiosa, labbra definite e un finish impeccabile.
- **Come?** - Pensa a illuminanti scintillanti, eyeliner drammatico, ciglia lunghe e un rossetto deciso.
- **Quando?** - Perfetto per eventi serali, gala, feste o ogni volta che vuoi sentirti una star.
- **Dove?** - Sul palco, a un evento formale o davanti alla fotocamera.
- **Perché?** - Perché il glamour è più del trucco: è sicurezza, eleganza e possedere i riflettori.

Consiglio Pro: *Nei look glamour l'equilibrio è fondamentale. Se enfatizzi gli occhi, mantieni le labbra più sobrie - o viceversa. Lascia che una sola caratteristica sia la protagonista.*

Guida pratica al trucco & Note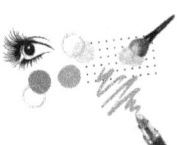

Ogni look è un'occasione per imparare. Usa questa pagina per sfidarti, testare idee audaci e affinare la tua arte. Gli errori non sono fallimenti: sono passi verso la padronanza.

Come usare questa pagina:
- **Sperimenta** - Prova combinazioni di colori insolite o nuove texture.
- **Osserva** - Nota come luce e ombre cambiano l'effetto.
- **Migliora** - Segna ciò che valorizza i tuoi tratti e cosa modificheresti.
- **Sii coraggiosa** - La crescita nasce dalle scelte audaci.

Riflessione & Appunti:
- Cosa ho scoperto oggi?
- Quale parte mi ha sorpresa?
- Cosa ripeterei o eviterei la prossima volta?

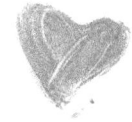

Consiglio Pro: *Ogni pennellata è allenamento per il capolavoro che non hai ancora creato.*

_____
_____
_____
_____
_____
_____
_____

Stile di trucco: _____ Tipo: _____
Fondotinta: _____ Durata: _____
Cipria: _____ Data: _____
Blush: _____ Makeup Artist: _____
Contour: _____ Evento: _____

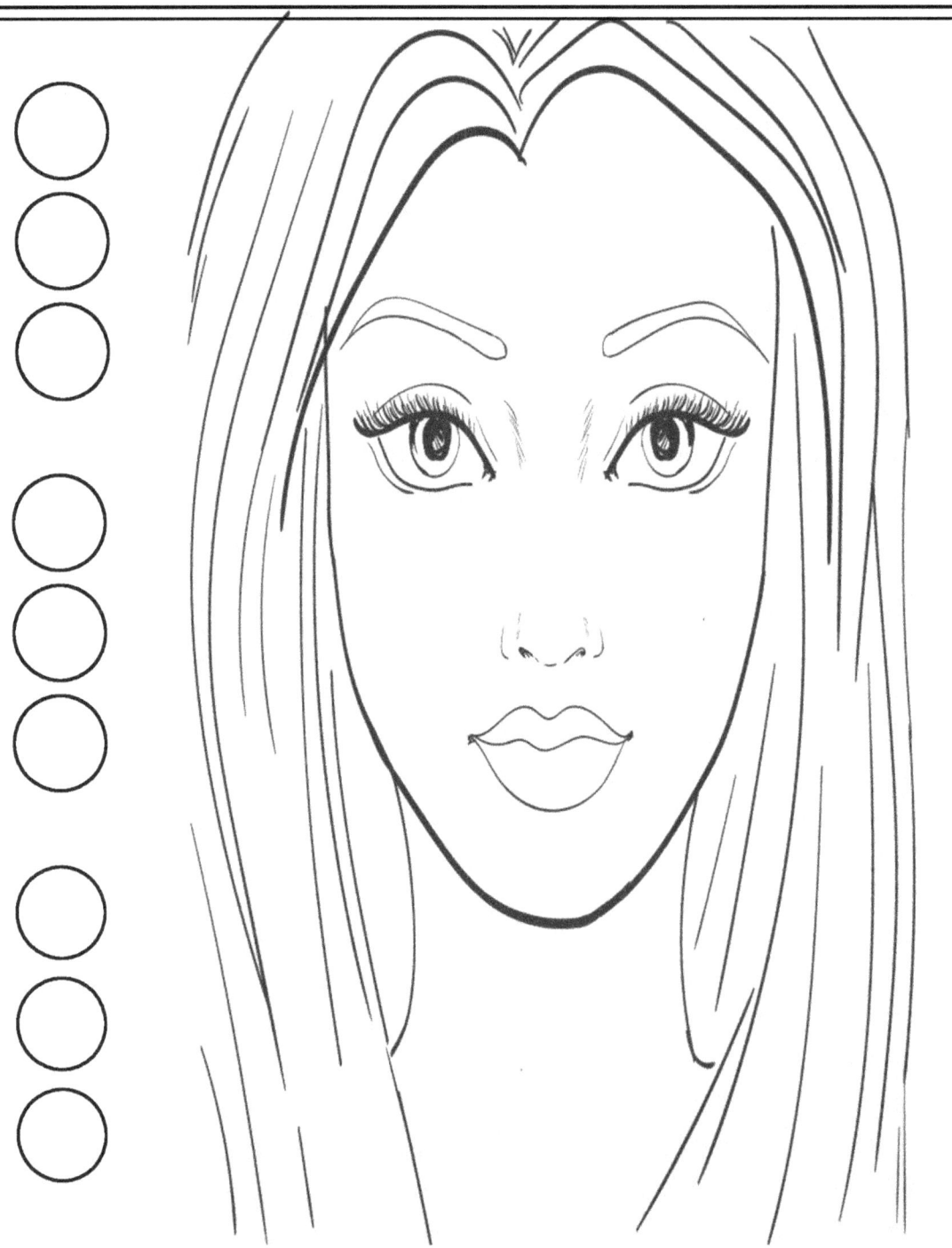

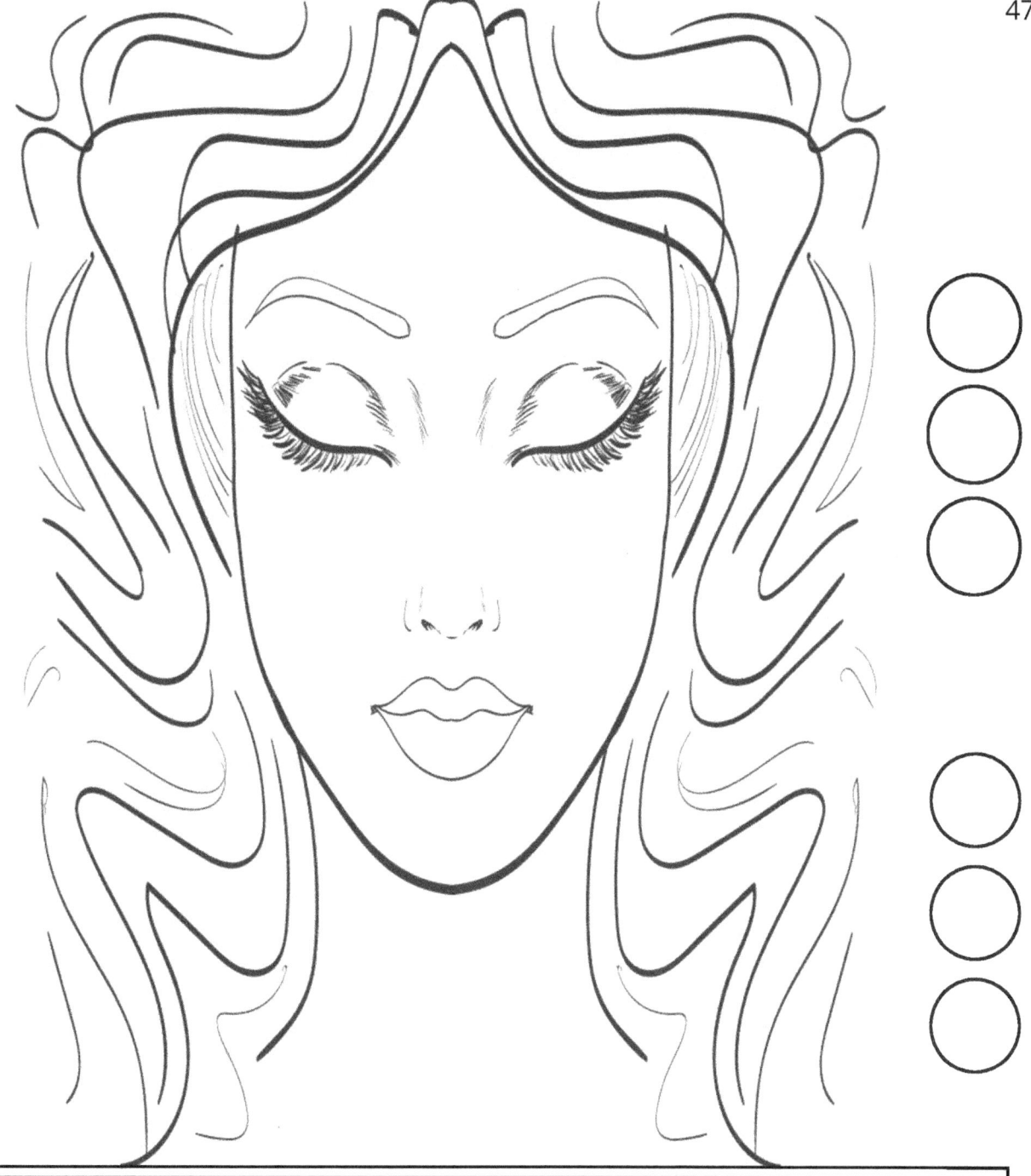

Stile di trucco: _____ Tipo: _____
Fondotinta: _____ Durata: _____
Cipria: _____ Data: _____
Blush: _____ Makeup Artist: _____
Contour: _____ Evento: _____

Stile di trucco: _____ Tipo: _____
Fondotinta: _____ Durata: _____
Cipria: _____ Data: _____
Blush: _____ Makeup Artist: _____
Contour: _____ Evento: _____

I Tuoi Appunti & Foto di Ispirazione

Ogni look racconta una storia. Usa questa pagina per catturare il momento - con un selfie, un disegno o appunti che mostrino i tuoi progressi.

Spunti di riflessione:
- Quale occasione ha ispirato questo look?
- Quale caratteristica è stata la più forte (occhi, labbra, pelle)?
- Cosa modificheresti la prossima volta?

Consiglio Pro: *Il trucco è arte, ma anche memoria. Conservalo qui per sempre.*

Guida pratica al trucco & Note

La pratica porta al progresso. Questa pagina è il tuo campo di allenamento: un luogo dove perfezionare le abilità, un look alla volta. La perfezione non è l'obiettivo, la crescita sì.

Come usare questa pagina:
- **Sperimenta** - Concentrati su un singolo elemento (occhi, labbra, sopracciglia) per padroneggiarlo.
- **Osserva** - Confronta stili diversi fianco a fianco.
- **Migliora** - Segna cosa fa risparmiare tempo e cosa invece lo rallenta.
- **Rimani curiosa** - Il trucco evolve, e così dovrebbe fare anche la tua pratica.

Riflessione & Appunti:
- Quale tecnica oggi è diventata più facile?
- Quale dettaglio devo ancora perfezionare?
- Come mi sono sentita con questo look?

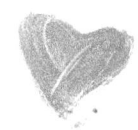

Consiglio Pro*: I migliori makeup artist non smettono mai di imparare - sanno solo rendere l'apprendimento glamour.*

_____

_____

_____

_____

_____

_____

_____

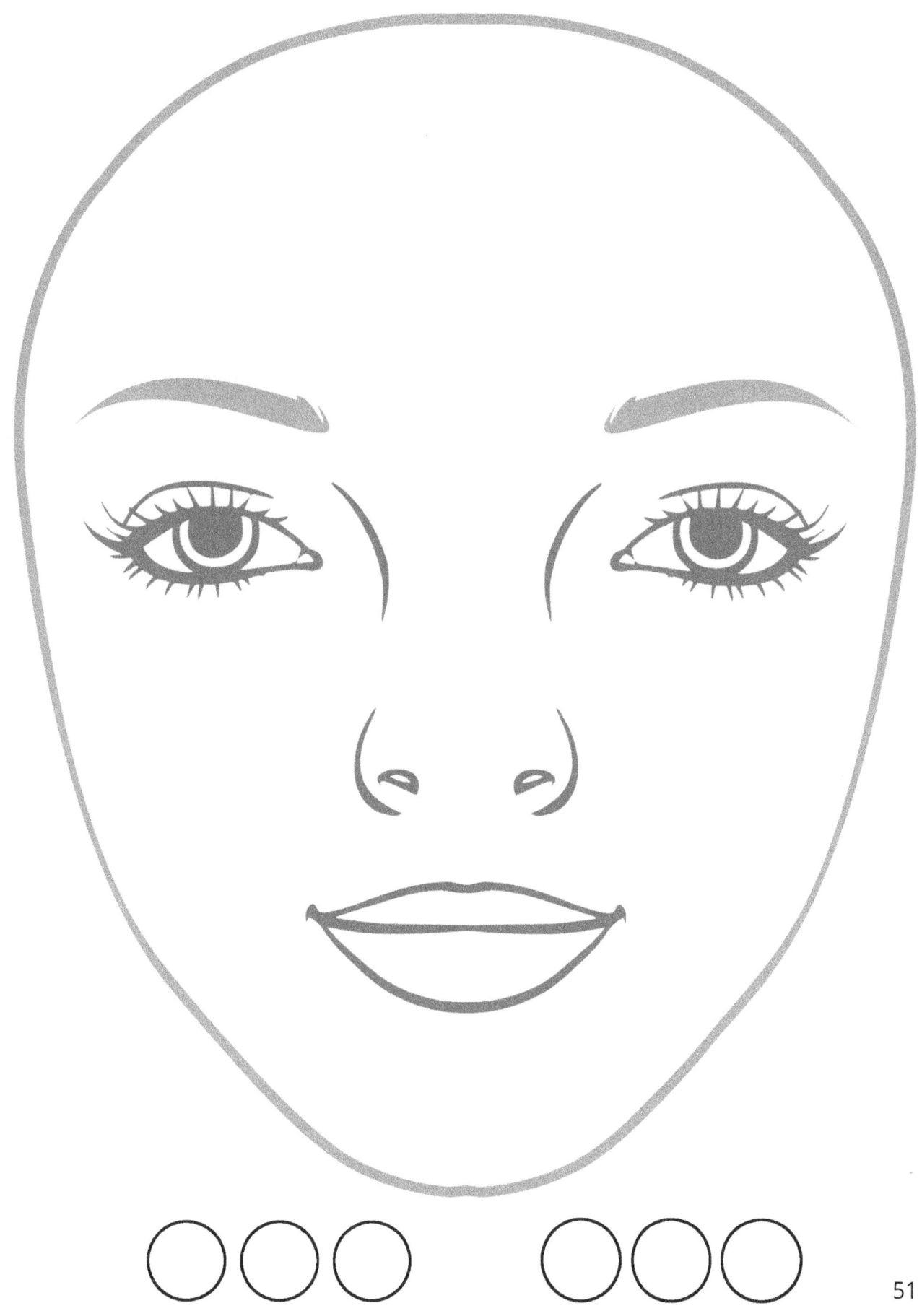

⭐ CLIENTE

Nome: ....
Data: ....
Telefono/Email: ....
Truccatore: ....

Makeup Artist

Stile trucco: ....
Durata: ....
Evento: ....

⭐ SKINCARE

Tonico: ....
Essenza/Siero: ....
Crema contorno occhi: ....
Crema idratante: ....
Protezione solare: ....
Cura speciale: ....

⭐ GUANCE

Contour: ....
Terra: ....
Illuminante: ....
Blush: ....

⭐ LABBRA

Balsamo labbra: ....
Rossetto: ....
Matita labbra: ....
Gloss: ....

◯ ◯ ◯ ◯

⭐ VISO

Primer: ....
Correttore: ....
Fondotinta: ....
Cipria: ....

⭐ OCCHI

Primer occhi: ....
Correttore occhiaie: ....
Ombretti: ....

◯ ◯ ◯ ◯

Palpebra: ....
Eyeliner: ....
Mascara: ....
Ciglia: ....
Sopracciglia: ....
Illuminante sopracciglia: ....
....

Spray fissante: ....

〰 NOTE

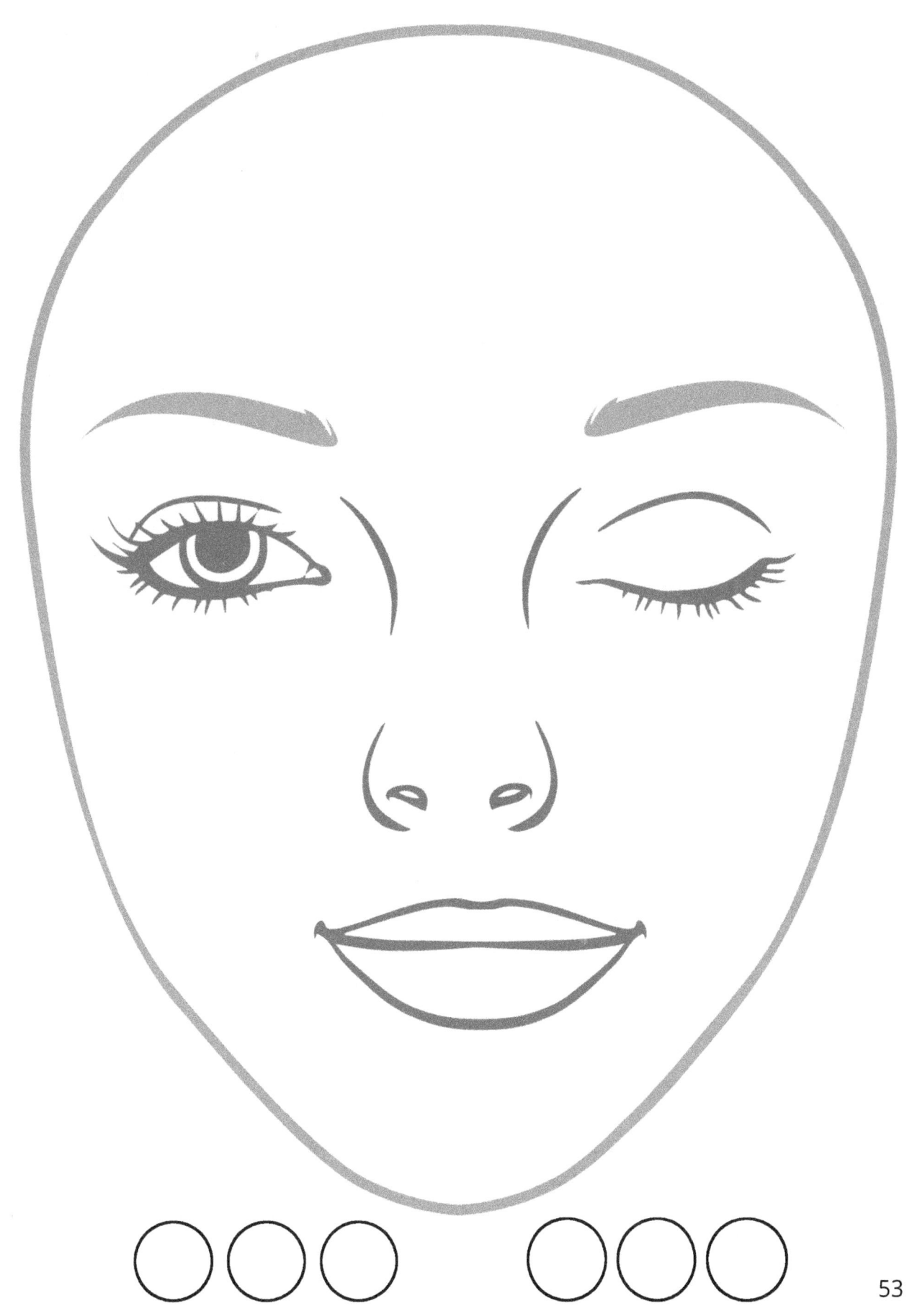

⭐ CLIENTE

Nome: ....
Data: ....
Telefono/Email: ....
Truccatore: ....

⭐ SKINCARE

Tonico: ....
Essenza/Siero: ....
Crema contorno occhi: ....
Crema idratante: ....
Protezione solare: ....
Cura speciale: ....

⭐ VISO

Primer: ....
Correttore: ....
Fondotinta: ....
Cipria: ....

⭐ OCCHI

Primer occhi: ....
Correttore occhiaie: ....
Ombretti: ....

◯ ◯ ◯ ◯

Palpebra: ....
Eyeliner: ....
Mascara: ....
Ciglia: ....
Sopracciglia: ....
Illuminante sopracciglia: ....

Makeup Artist

Stile trucco: ....
Durata: ....
Evento: ....

⭐ GUANCE

Contour: ....
Terra: ....
Illuminante: ....
Blush: ....

⭐ LABBRA

Balsamo labbra: ....
Rossetto: ....
Matita labbra: ....
Gloss: ....

◯ ◯ ◯ ◯

Spray fissante: ....

NOTE

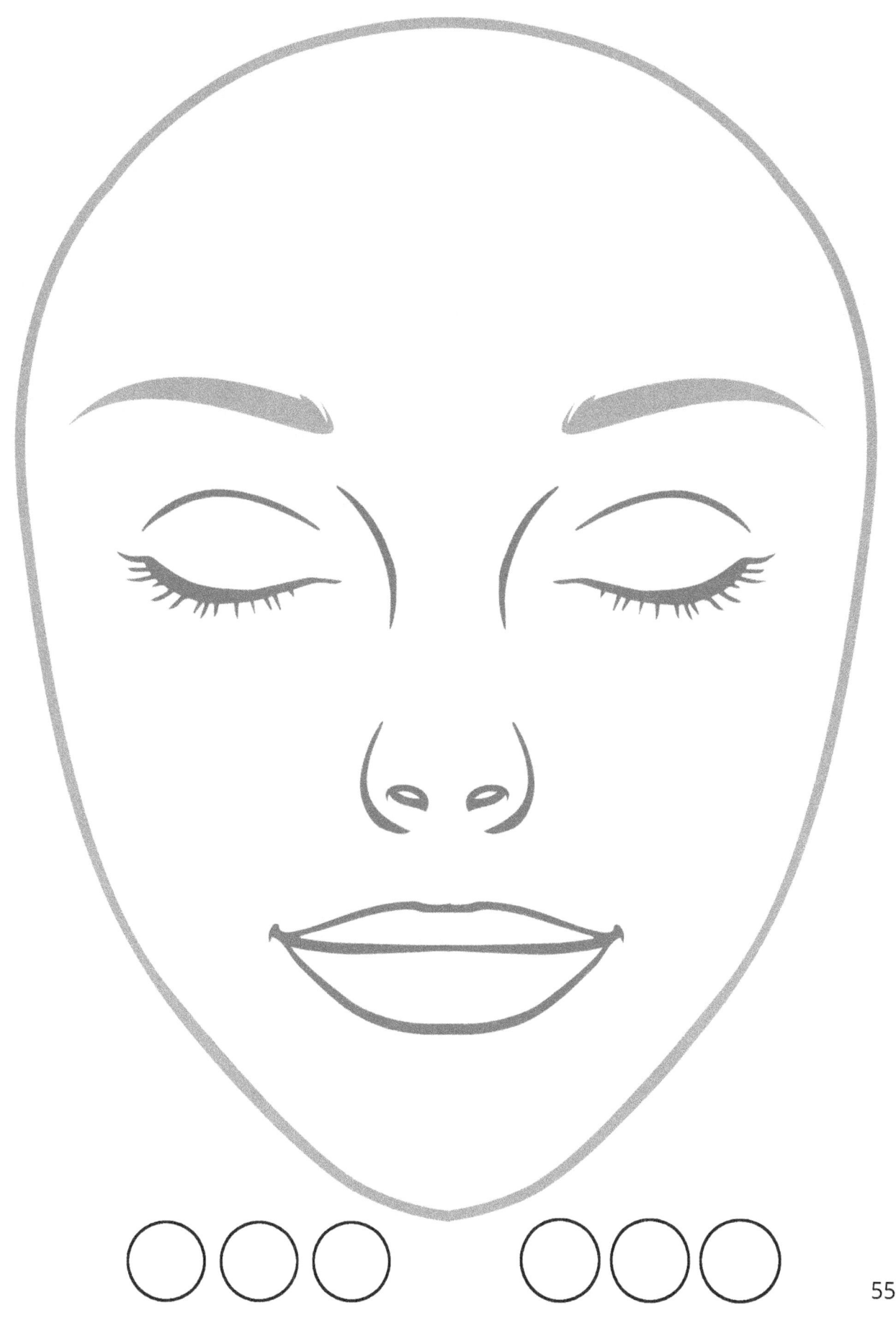

⭐ CLIENTE

Nome: ....
Data: ....
Telefono/Email: ....
Truccatore: ....

Makeup Artist

Stile trucco: ....
Durata: ....
Evento: ....

⭐ SKINCARE

Tonico: ....
Essenza/Siero: ....
Crema contorno occhi: ....
Crema idratante: ....
Protezione solare: ....
Cura speciale: ....

⭐ GUANCE

Contour: ....
Terra: ....
Illuminante: ....
Blush: ....

⭐ LABBRA

Balsamo labbra: ....
Rossetto: ....
Matita labbra: ....
Gloss: ....

◯ ◯ ◯ ◯

⭐ VISO

Primer: ....
Correttore: ....
Fondotinta: ....
Cipria: ....

⭐ OCCHI

Primer occhi: ....
Correttore occhiaie: ....
Ombretti: ....

◯ ◯ ◯ ◯

Palpebra: ....
Eyeliner: ....
Mascara: ....
Ciglia: ....
Sopracciglia: ....
Illuminante sopracciglia: ....
....

Spray fissante: ....

NOTE

I Tuoi Appunti & Foto di Ispirazione [57]

Ogni look racconta una storia. Usa questa pagina per catturare il momento - con un selfie, un disegno o appunti che mostrino i tuoi progressi.

Spunti di riflessione:

- Quale occasione ha ispirato questo look?
- Quale caratteristica è stata la più forte (occhi, labbra, pelle)?
- Cosa modificherei la prossima volta?

Consiglio Pro: *Il trucco è arte, ma anche memoria. Conservalo qui per sempre.*

 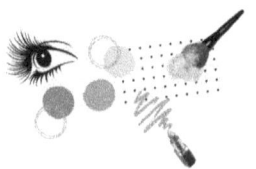

Guida pratica al trucco & Note

La creatività cresce con la costanza. Questa pagina ti ricorda di esercitarti ogni giorno, anche solo per pochi minuti. I piccoli passi portano a grandi risultati.

Come usare questa pagina:
- **Sperimenta** - Prova un look veloce da 10 minuti.
- **Osserva** - Nota quali scorciatoie appaiono comunque curate.
- **Migliora** - Identifica quali prodotti sono davvero indispensabili e quali puoi saltare.
- **Divertiti** - A volte gli errori portano alle migliori scoperte.

Riflessione & Appunti: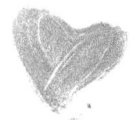
- Qual è stato il mio successo più rapido oggi?
- Quale prodotto ha salvato il look?
- Cosa ho usato in eccesso o non serviva?

Consiglio Pro: *Un grande trucco non dipende dal numero di prodotti, ma da come li usi con intelligenza.*

___
___
___
___
___
___
___

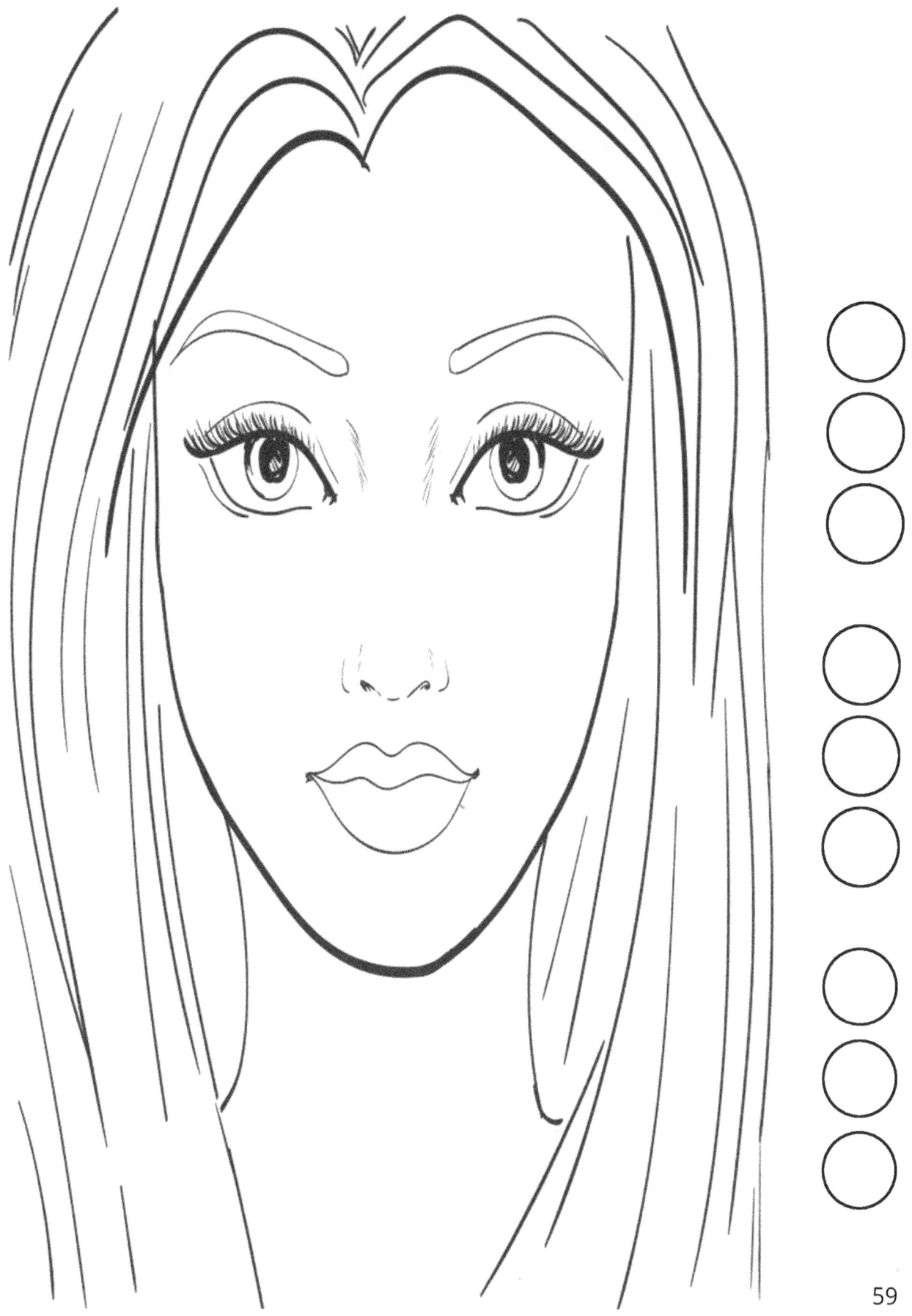

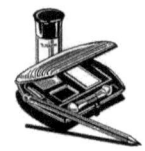
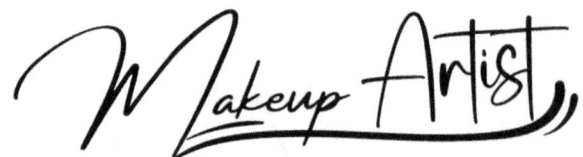
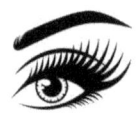

Focus Occhi & Sopracciglia

OCCHI
- Primer occhi: _____
- Ombretti: _____
- Eyeliner: _____
- Mascara: _____
- Ciglia: _____
- Sopracciglia: _____
- Illuminante sopracciglia: _____

GUANCE
- Contour: _____
- Blush: _____
- Illuminante: _____

NOTE (Focus su Occhi):
_____
_____
_____

Consiglio Pro: *"La sfumatura è tutto - più morbida è la transizione, più professionale sarà il risultato."*

_____
_____
_____

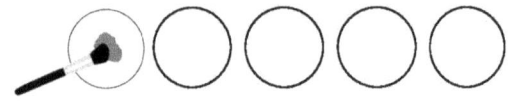
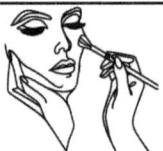
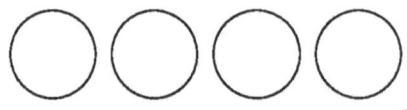

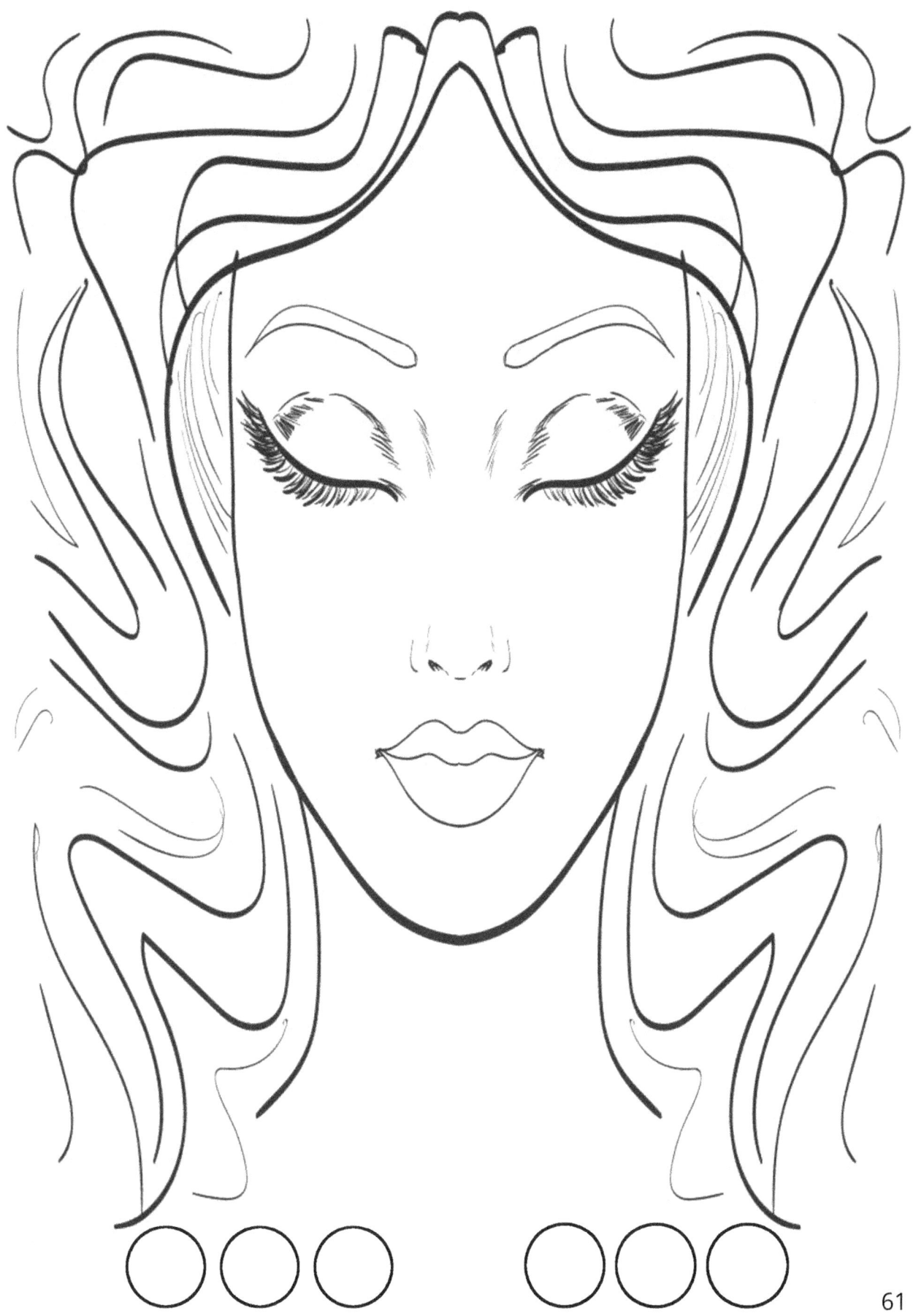

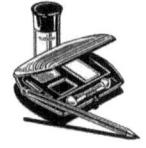 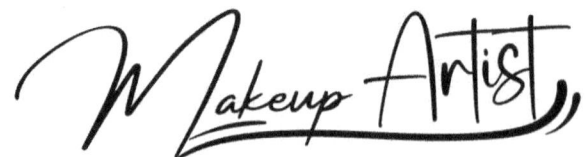

Focus Occhi & Sopracciglia

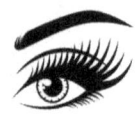

OCCHI
- Primer occhi: _____
- Ombretti: _____
- Eyeliner: _____
- Mascara: _____
- Ciglia: _____
- Sopracciglia: _____
- Illuminante sopracciglia: _____

GUANCE
- Contour: _____
- Blush: _____
- Illuminante: _____

NOTE (Focus su Occhi):
_____
_____
_____

Consiglio Pro: *"La sfumatura è tutto - più morbida è la transizione, più professionale sarà il risultato."*

_____
_____
_____

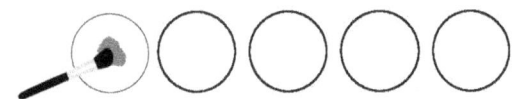 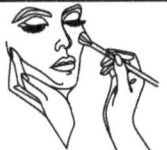 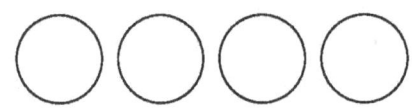

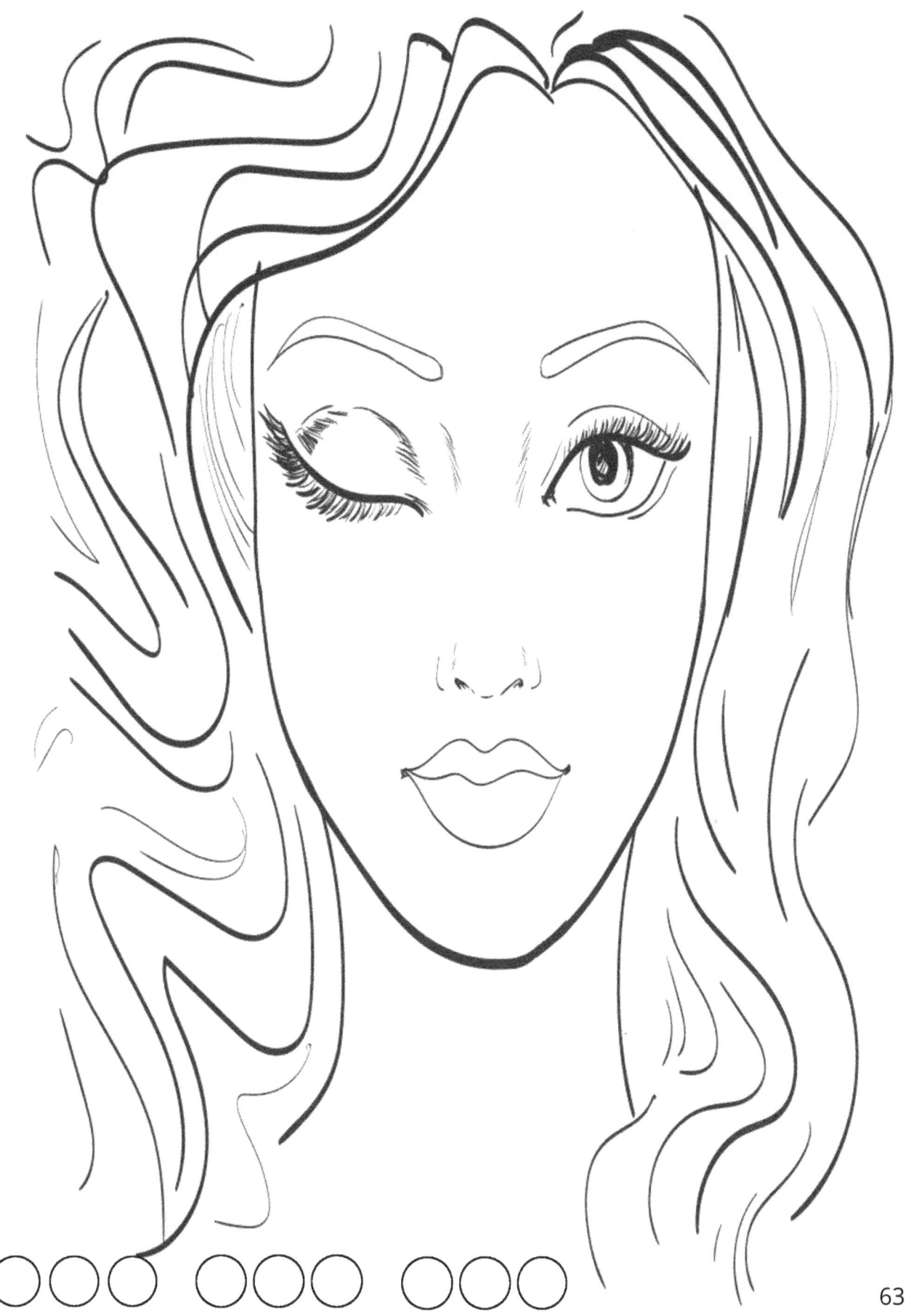

 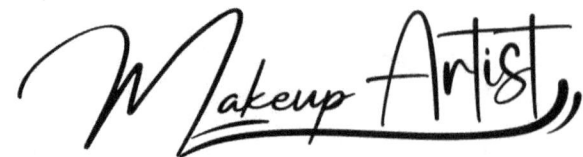

Focus Occhi & Sopracciglia

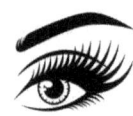

OCCHI
- Primer occhi: _____
- Ombretti: _____
- Eyeliner: _____
- Mascara: _____
- Ciglia: _____
- Sopracciglia: _____
- Illuminante sopracciglia: _____

GUANCE
- Contour: _____
- Blush: _____
- Illuminante: _____

NOTE (Focus su Occhi):
_____
_____
_____

Consiglio Pro: *"La sfumatura è tutto - più morbida è la transizione, più professionale sarà il risultato."*

_____
_____
_____

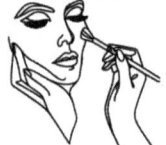 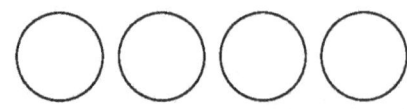

I Tuoi Appunti & Foto di Ispirazione

Questa è la tua galleria personale. Mostra il tuo look con una foto e rifletti sulle tecniche che hanno funzionato meglio.

Spunti di riflessione:

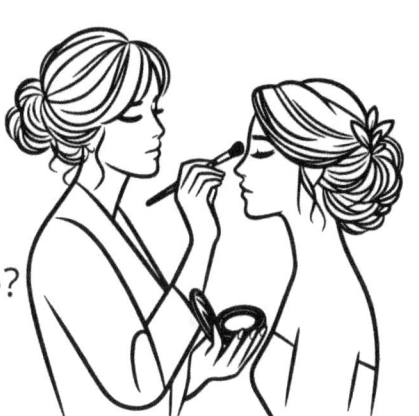

- Quale parte del look è emersa di più?
- Ho scoperto una nuova tecnica o trucco?
- Indosserei di nuovo questo look?

Consiglio Pro*: Ogni galleria cresce con la pratica - continua ad aggiungere capolavori.*

_____

_____

_____

_____

_____

_____

_____

_____

Guida alla pratica & Note

Questo è il tuo spazio sicuro. Nessun giudizio, nessuna regola - solo esplorazione. Ogni tentativo porta più sicurezza e controllo sulla tua arte.

Come usare questa pagina:
- **Sperimenta -** Rompi le regole: labbra forti con occhi intensi, o forme insolite.
- **Osserva -** Nota come scelte non convenzionali possano comunque sembrare bilanciate.
- **Migliora -** Scrivi un rischio che vale la pena ripetere.
- **Fallo tuo -** La sicurezza fa brillare anche i look imperfetti.

Riflessione & Appunti: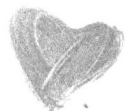
- Quale scelta audace ha funzionato meglio del previsto?
- Cosa perfezionerei per mantenere l'equilibrio?
- Oggi mi sono sorpresa di me stessa?

Consiglio Pro: *A volte "troppo" diventa perfetto se portato con fiducia.*

_____

_____

_____

_____

_____

_____

_____

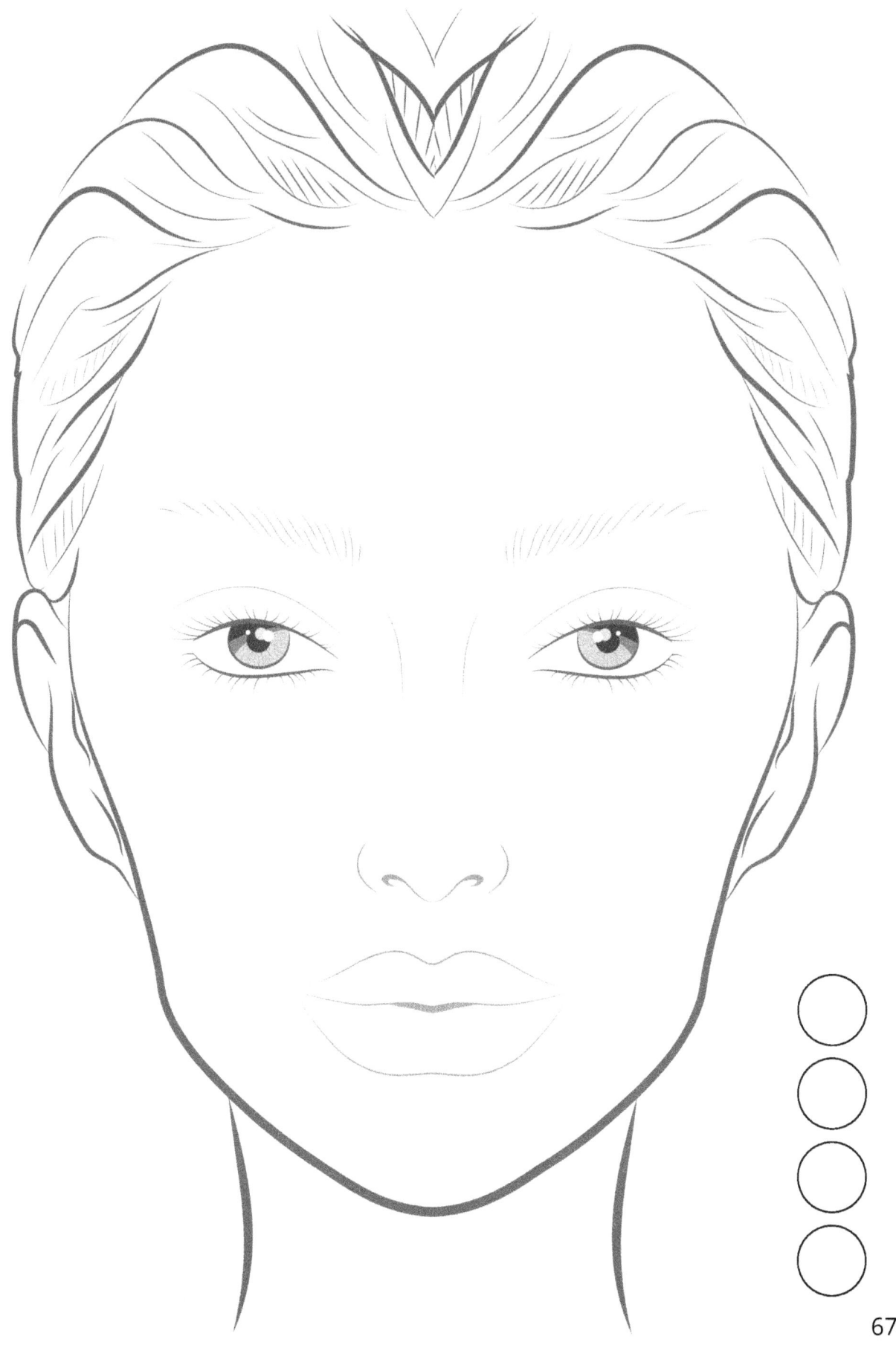

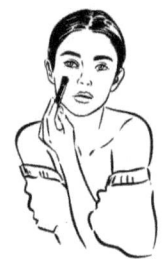
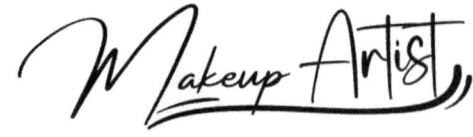
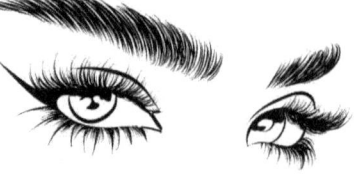

Focus Pelle & Viso

PREP SKIN
- Tonico: _____
- Essenza/Siero: _____
- Crema contorno occhi: _____
- Crema idratante: _____
- Protezione solare: _____
- Cura speciale: _____

VISO
- Primer: _____
- Fondotinta: _____
- Correttore: _____
- Cipria: _____
- Spray fissante: _____

NOTE (Focus su Pelle & Base):
_____
_____
_____

Consiglio Pro: *"Una pelle sana e preparata è la vera tela - non saltare mai l'idratazione."*
_____
_____

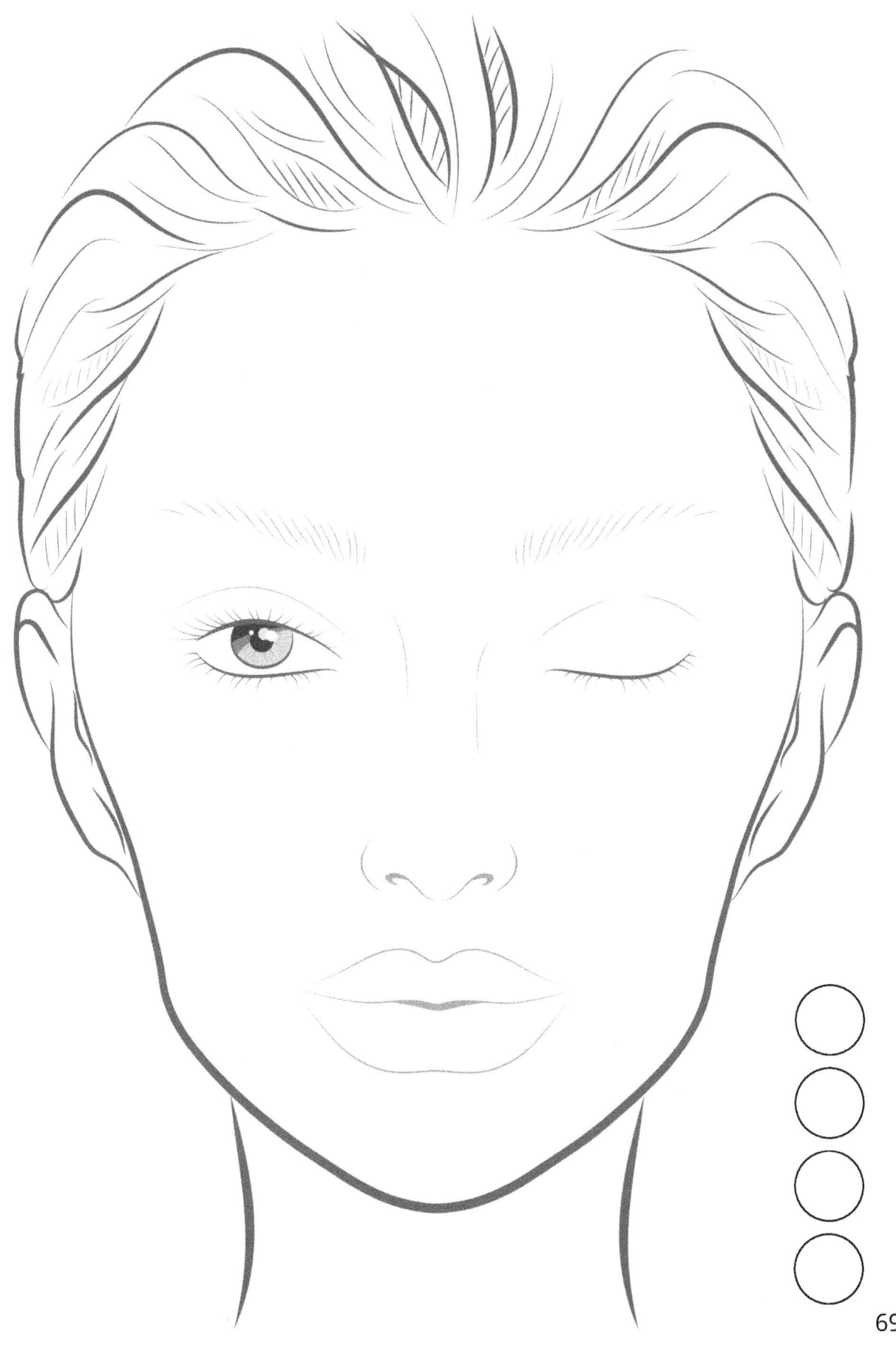

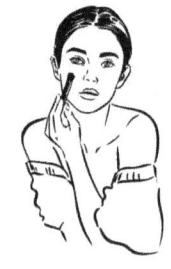
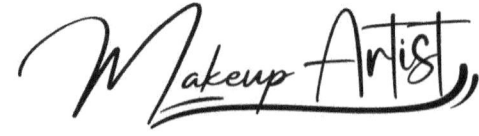
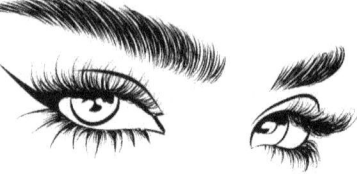

Focus Pelle & Viso

PREP SKIN
- Tonico: _____
- Essenza/Siero: _____
- Crema contorno occhi: _____
- Crema idratante: _____
- Protezione solare: _____
- Cura speciale: _____

VISO
- Primer: _____
- Fondotinta: _____
- Correttore: _____
- Cipria: _____
- Spray fissante: _____

NOTE (Focus su Pelle & Base):
_____
_____
_____

Consiglio Pro: *"Una pelle sana e preparata è la vera tela - non saltare mai l'idratazione."*
_____
_____

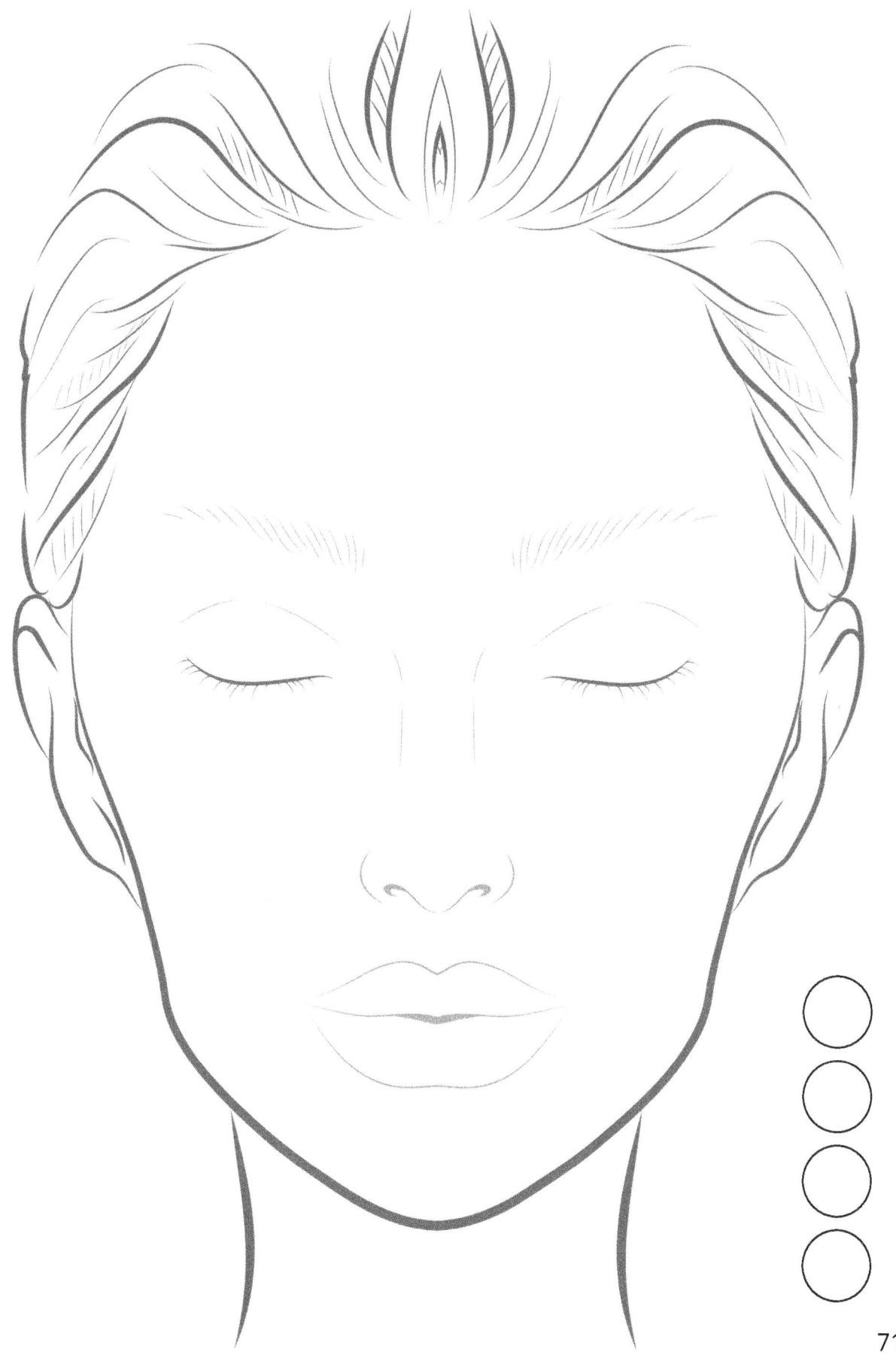

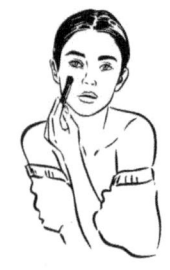
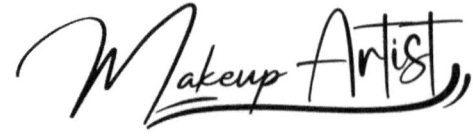
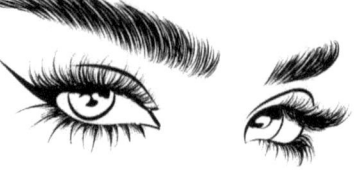

Focus Pelle & Viso

PREP SKIN
- Tonico: _____
- Essenza/Siero: _____
- Crema contorno occhi: _____
- Crema idratante: _____
- Protezione solare: _____
- Cura speciale: _____

VISO
- Primer: _____
- Fondotinta: _____
- Correttore: _____
- Cipria: _____
- Spray fissante: _____

NOTE (Focus su Pelle & Base):
_____
_____
_____

Consiglio Pro: *"Una pelle sana e preparata è la vera tela - non saltare mai l'idratazione."*

_____
_____

I Tuoi Appunti & Foto di Ispirazione

Questa è la tua galleria personale. Mostra il tuo look con una foto e rifletti sulle tecniche che hanno funzionato meglio.

Spunti di riflessione:

- Quale parte del look è emersa di più?
- Ho scoperto una nuova tecnica o trucco?
- Indosserei di nuovo questo look?

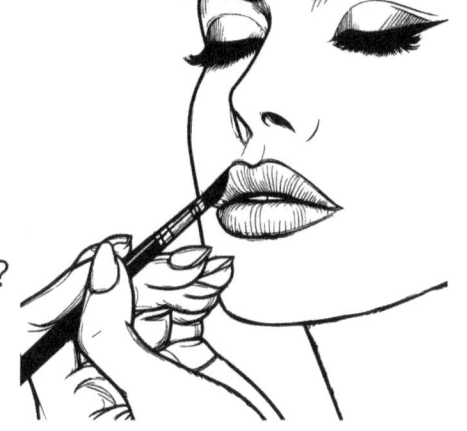

Consiglio Pro: *Ogni galleria cresce con la pratica - continua ad aggiungere capolavori.*

_____

_____

_____

_____

_____

_____

_____

_____

_____

Guida pratica al trucco & Note

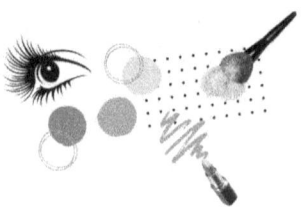

Qui evolve la tua arte. Pensa a questa pagina come a un diario del tuo percorso creativo: ogni appunto, schizzo e look costruisce il tuo stile personale.

Come usare questa pagina:
- **Sperimenta -** Ricrea una tendenza che ammiri.
- **Osserva -** Confronta la tua versione con il riferimento.
- **Migliora -** Adatta i passaggi alle tue caratteristiche.
- **Personalizza -** Le tendenze sono solo suggerimenti; lo stile è personale.

Riflessione & Appunti:
- Quale tendenza ho provato oggi?
- Cosa mi è stato meglio?
- Come l'ho adattata al mio stile?

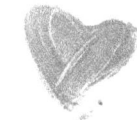

Consiglio Pro: *Non limitarti a seguire le tendenze - riscrivile con la tua voce.*

_____

_____

_____

_____

_____

_____

_____

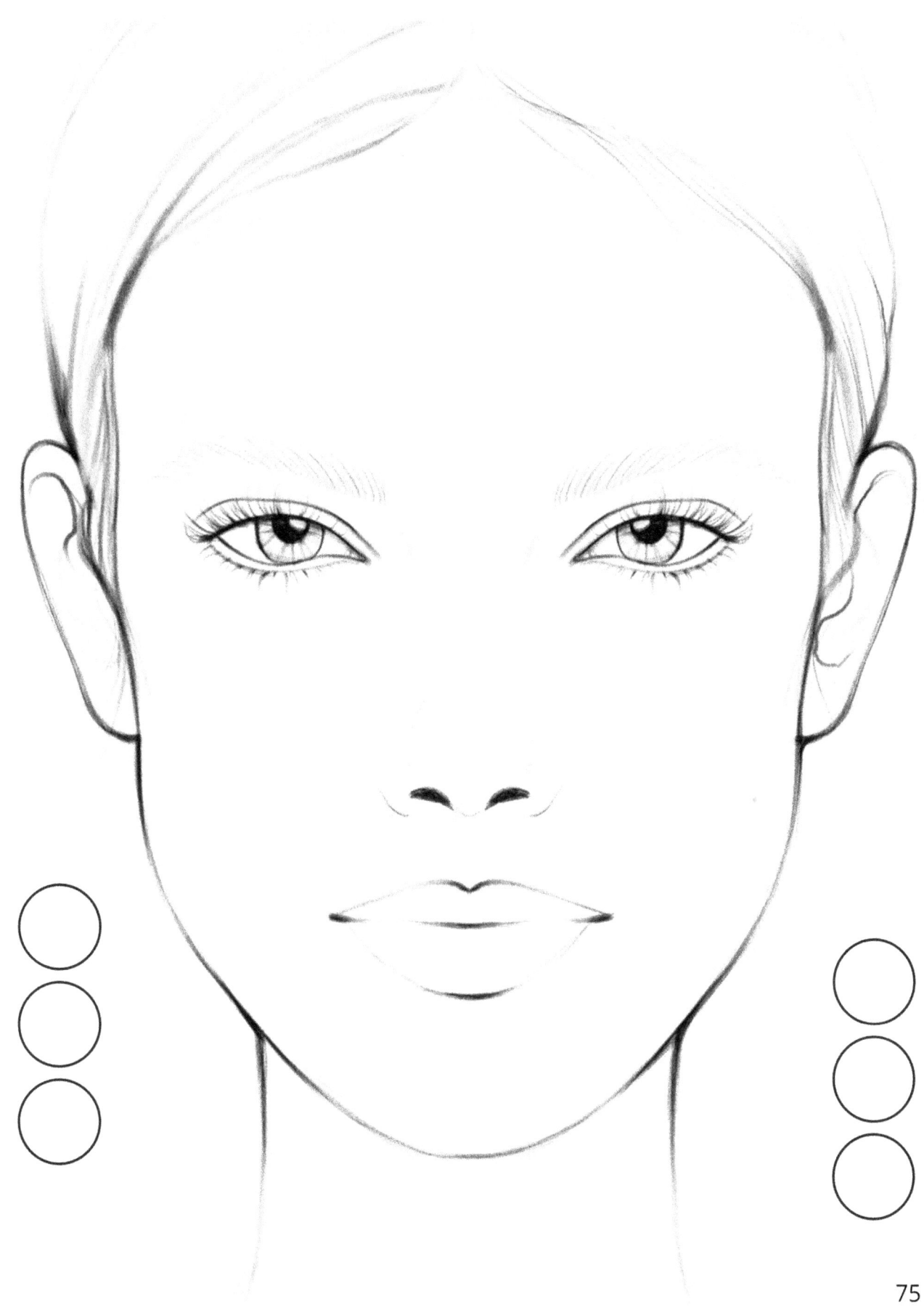

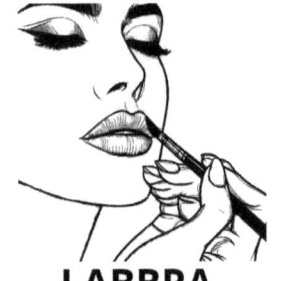
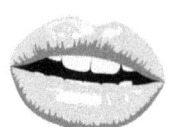

Focus Labbra & Guance

LABBRA
- Balsamo labbra: _____
- Matita labbra: _____
- Rossetto: _____
- Gloss: _____

GUANCE
- Contour: _____
- Terra: _____
- Blush: _____
- Illuminante: _____

OCCHI (Appunti veloci)
- Mascara: _____
- Sopracciglia: _____

NOTE (Focus su Labbra & Guance):
_____
_____
_____

Consiglio Pro: "Labbra audaci o guance luminose - scegli una caratteristica da far brillare e lascia che guidi il look."

_____
_____

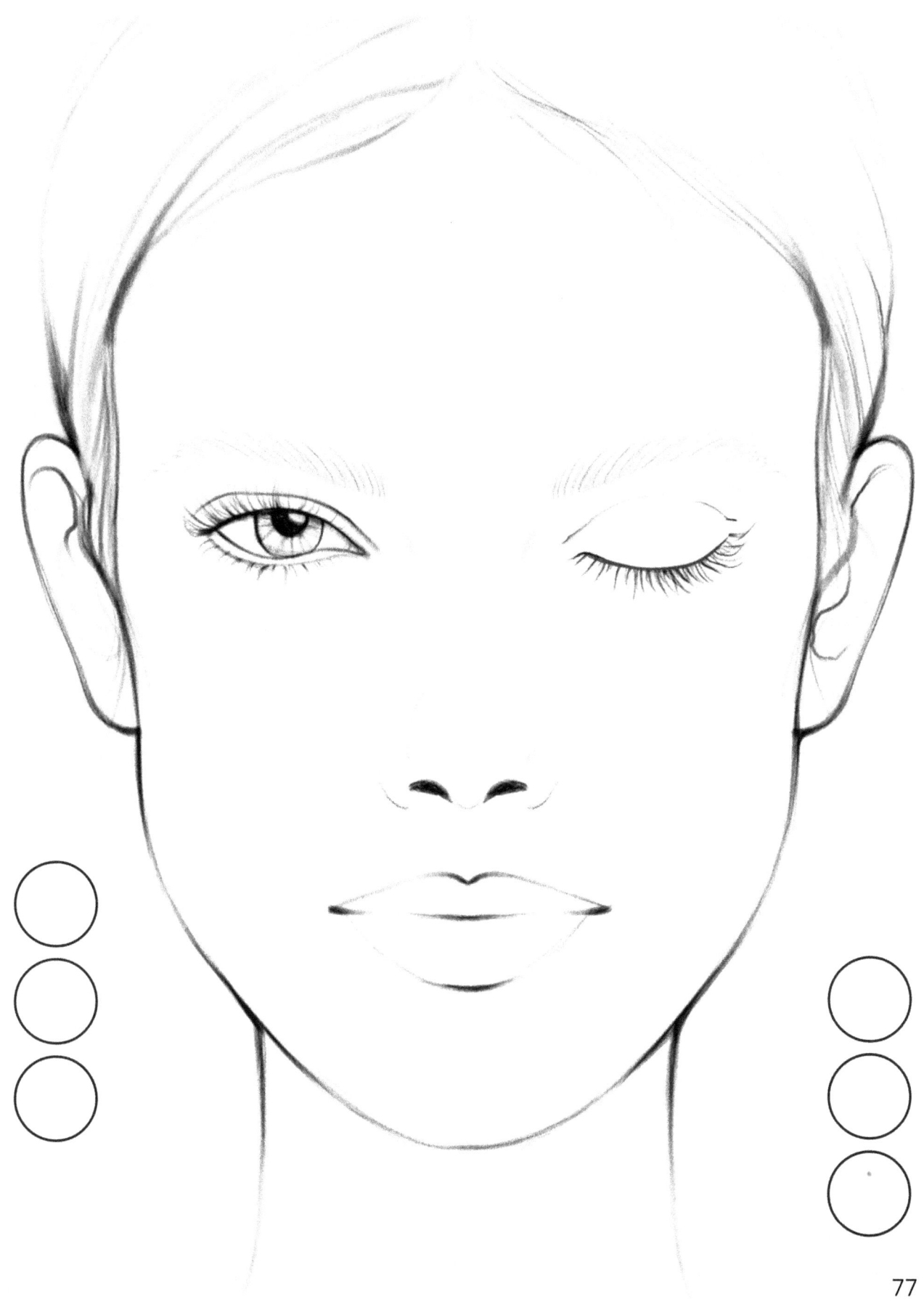

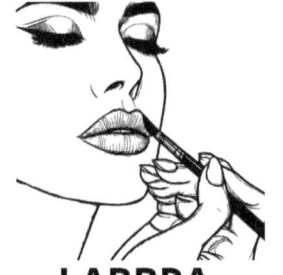
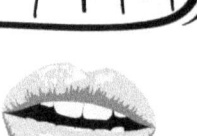

Focus Labbra & Guance

LABBRA
- Balsamo labbra: _____
- Matita labbra: _____
- Rossetto: _____
- Gloss: _____

GUANCE
- Contour: _____
- Terra: _____
- Blush: _____
- Illuminante: _____

OCCHI (Appunti veloci)
- Mascara: _____
- Sopracciglia: _____

NOTE (Focus su Labbra & Guance):
_____
_____
_____

Consiglio Pro: "Labbra audaci o guance luminose - scegli una caratteristica da far brillare e lascia che guidi il look."

_____
_____

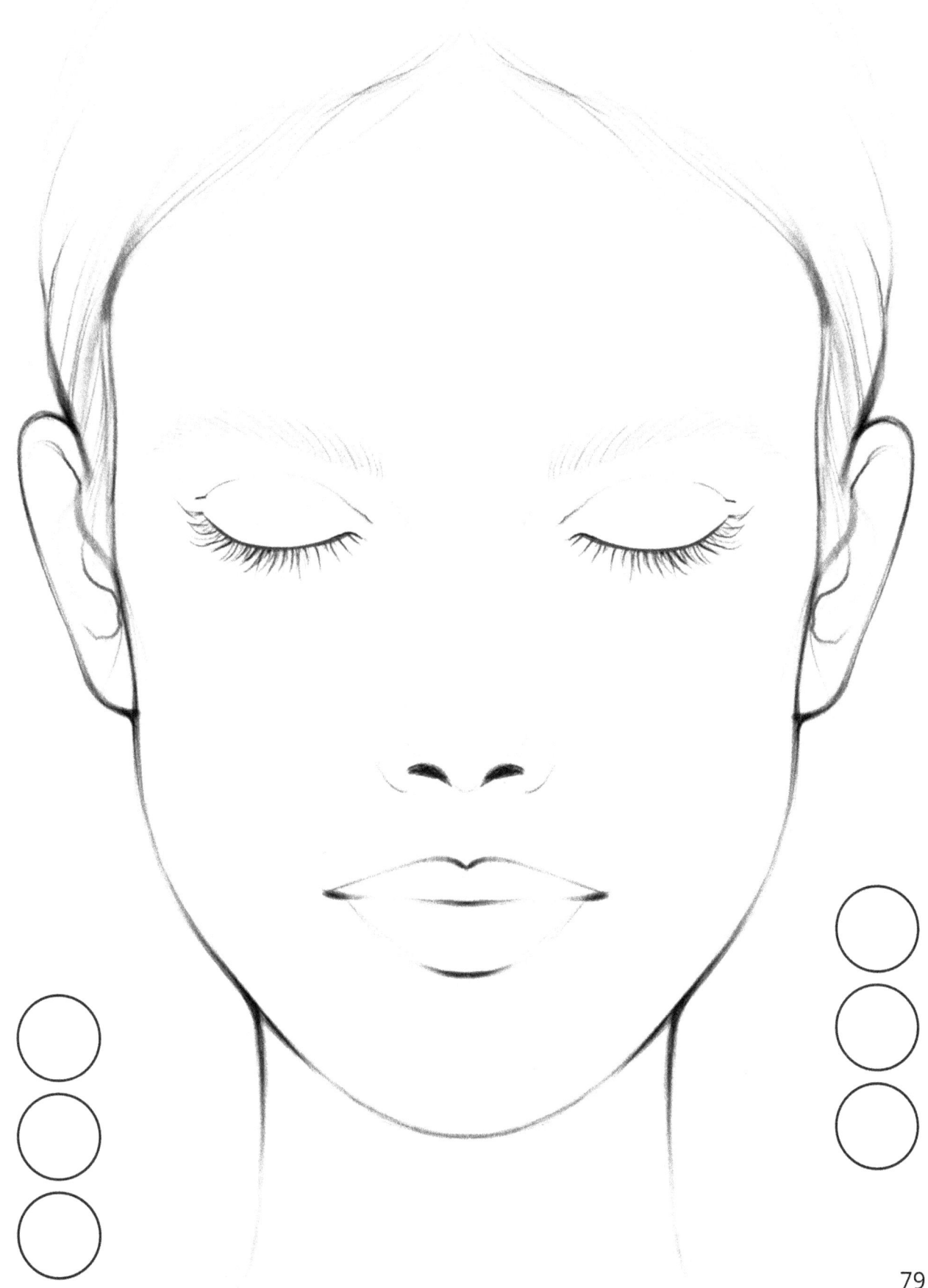

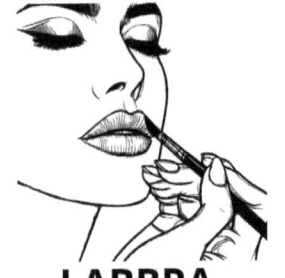

Focus Labbra & Guance

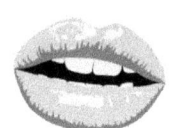

LABBRA
- Balsamo labbra: _____
- Matita labbra: _____
- Rossetto: _____
- Gloss: _____

GUANCE
- Contour: _____
- Terra: _____
- Blush: _____
- Illuminante: _____

OCCHI (Appunti veloci)
- Mascara: _____
- Sopracciglia: _____

NOTE (Focus su Labbra & Guance):
_____
_____
_____

Consiglio Pro: "Labbra audaci o guance luminose - scegli una caratteristica da far brillare e lascia che guidi il look."

I Tuoi Appunti & Foto di Ispirazione

Pensa a questa pagina come al tuo spazio "prima & dopo". Aggiungi una foto, uno schizzo o un collage e annota cosa ha trasformato il tuo look da semplice a sorprendente.

Spunti di riflessione:

- Qual è stato il mio miglioramento più grande questa volta?
- Ho provato qualcosa fuori dalla mia zona di comfort?
- Quale reazione ho ricevuto dagli altri?

Consiglio Pro: *A volte il miglior feedback è quanto ti senti sicura dentro.*

Guida pratica al trucco & Note

La perseveranza costruisce la padronanza. Alcuni giorni il tuo look non uscirà come previsto - ed è assolutamente normale. Questa pagina serve per imparare anche da quei giorni.

Come usare questa pagina:
- **Sperimenta** - Ripeti un look che non era riuscito prima.
- **Osserva** - Nota le differenze tra i risultati di oggi e quelli passati.
- **Migliora** - Aggiusta un piccolo dettaglio alla volta.
- **Celebra** - I progressi si vedono quando guardi indietro.

Riflessione & Appunti:
- Cosa è migliorato rispetto al tentativo precedente?
- Cosa resta ancora difficile?
- Cosa ho apprezzato di più questa volta?

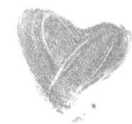

Consiglio Pro: *La crescita si vede quando gli errori di ieri diventano i punti di forza di oggi.*

_____

_____

_____

_____

_____

_____

_____

Nome del Look

_____

Sera
Giorno

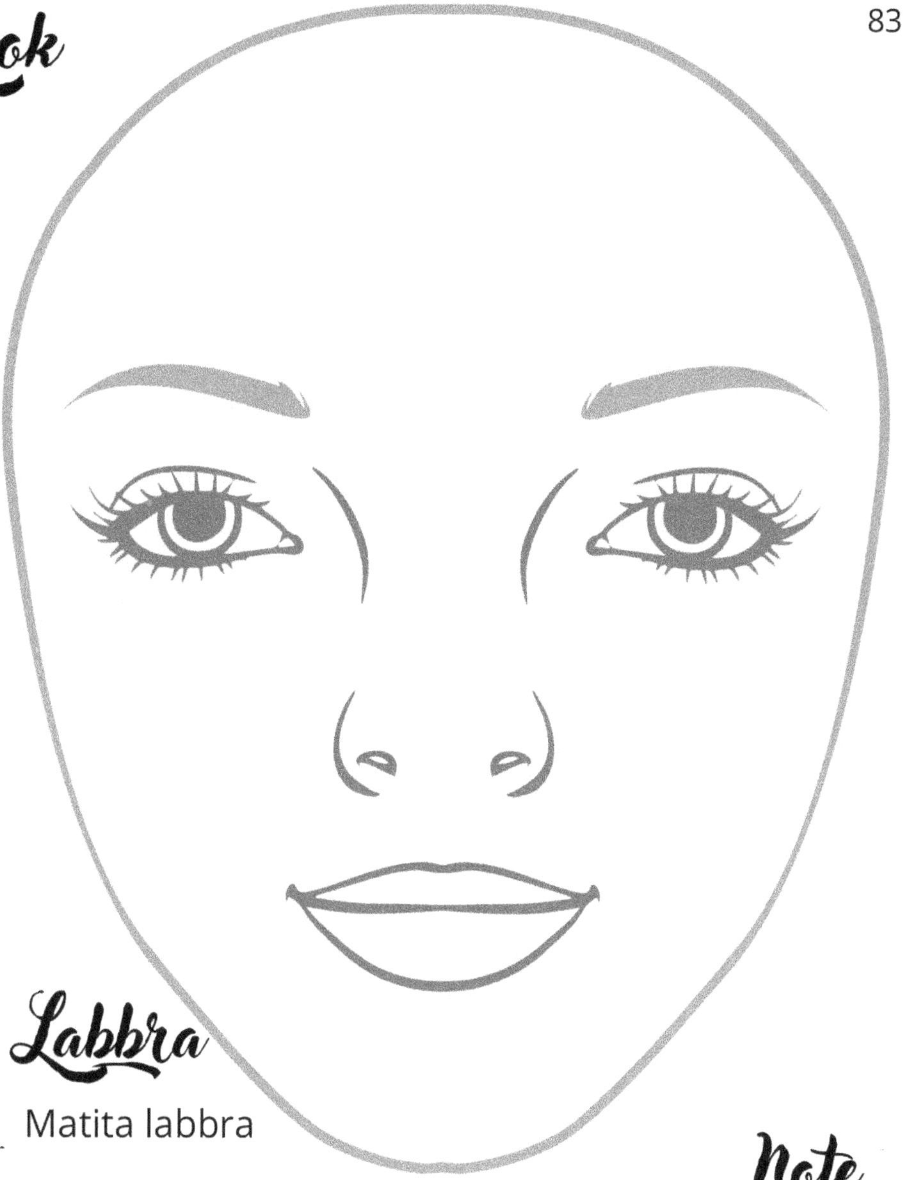

Viso

Crema idratante

_____

Correttore

_____

Fondotinta

_____

Illuminante / Blush

_____

Occhi

Sopracciglia

_____

Palpebra

_____

Eyeliner

_____

Piega

_____

Mascara

_____

Labbra

Matita labbra

_____

Rossetto

_____

Gloss

_____

Note

83

Nome del Look

_____

Sera
Giorno

Viso

Crema idratante

_____

Correttore

_____

Fondotinta

_____

Illuminante / Blush

_____

Occhi

Sopracciglia

_____

Palpebra

_____

Eyeliner

_____

Piega

_____

Mascara

_____

Labbra

Matita labbra

_____

Rossetto

_____

Gloss

_____

Note

Nome del Look

_____

Sera
Giorno

Viso

_____

Crema idratante

_____

Correttore

_____

Fondotinta

_____

Illuminante / Blush

_____

Occhi

Sopracciglia

_____

Palpebra

_____

Eyeliner

_____

Piega

_____

Mascara

_____

Labbra

Matita labbra

_____

Rossetto

_____

Gloss

_____

Note

I Tuoi Appunti & Foto di Ispirazione

Pensa a questa pagina come al tuo spazio "prima & dopo". Aggiungi una foto, uno schizzo o un collage e annota cosa ha trasformato il tuo look da semplice a sorprendente.

Spunti di riflessione:
- Qual è stato il mio miglioramento più grande questa volta?
- Ho provato qualcosa fuori dalla mia zona di comfort?
- Quale reazione ho ricevuto dagli altri?

Consiglio Pro: *A volte il miglior feedback è quanto ti senti sicura dentro.*

_____

_____

_____

_____

_____

_____

_____

_____

Guida pratica al trucco & Note

Ogni capolavoro nasce dalla pratica. Usa questa pagina come il tuo laboratorio creativo - uno spazio sicuro per sperimentare, provare look audaci e imparare da ogni pennellata. Ogni tentativo, perfetto o imperfetto, ti porta più vicino alla padronanza.

Come usare questa pagina:
- **Sperimenta -** Gioca con prodotti, tonalità e texture diverse.
- **Osserva -** Fai attenzione a sfumature, equilibrio e simmetria.
- **Migliora -** Annota cosa è andato bene e cosa rifaresti in modo diverso la prossima volta.
- **Sii audace -** Non trattenerti! Il trucco è libertà, non regole.

Riflessione & Appunti:
- Quale nuova tecnica ho esplorato oggi?
- Quale parte del look è riuscita meglio?
- Cosa potrei aggiustare per renderlo ancora migliore la prossima volta?

Consiglio Pro: *Il progresso conta più della perfezione. Ogni pagina che riempi è la prova della tua crescita come artista.*

_____

_____

_____

_____

_____

_____

_____

Nome del Look

_____

Sera
Giorno

Viso

Crema idratante

_____

Correttore

_____

Fondotinta

_____

Illuminante / Blush

_____

Occhi

Sopracciglia

_____

Palpebra

_____

Eyeliner

_____

Piega

_____

Mascara

_____

Labbra

Matita labbra

_____

Rossetto

_____

Gloss

Note

Nome del Look

_____

Sera
Giorno

Viso

Crema idratante

_____

Correttore

_____

Fondotinta

_____

Illuminante / Blush

_____

Occhi

Sopracciglia

_____

Palpebra

_____

Eyeliner

_____

Piega

_____

Mascara

_____

Labbra

Matita labbra

_____

Rossetto

_____

Gloss

_____

Note

Nome del Look

_____

Sera
Giorno

Viso

Crema idratante

_____

Correttore

_____

Fondotinta

_____

Illuminante / Blush

_____

Occhi

Sopracciglia

_____

Palpebra

_____

Eyeliner

_____

Piega

_____

Mascara

_____

Labbra

Matita labbra

_____

Rossetto

_____

Gloss

_____

Note

I Tuoi Appunti & Foto di Ispirazione

Cattura la bellezza che hai creato oggi. Usa questa pagina come un diario - un mix di immagini, note ed emozioni.

Spunti di riflessione:

- Quale stato d'animo esprime questo look?
- Quale prodotto è stato l'"eroe" del look?
- Cosa ho imparato oggi sul mio stile?

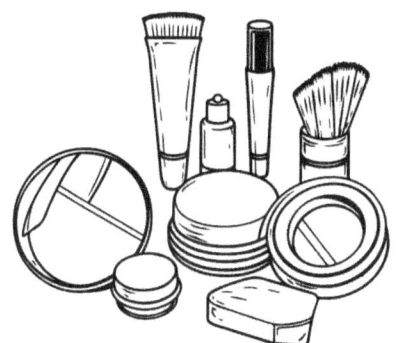

Consiglio Pro: *Il tuo stile è il riflesso del tuo percorso - ogni pagina aggiunge un nuovo capitolo.*

_____

_____

_____

_____

_____

_____

_____

_____

_____

Guida pratica al trucco & Note

Le tue mani raccontano la tua storia. Ogni pennellata lascia una traccia della tua creatività, del tuo gusto e della tua crescita. Usa questa pagina per catturarla.

Come usare questa pagina:
- **Sperimenta -** Concentrati sulle texture: opaco, shimmer, metallico, lucido.
- **Osserva -** Nota come i finish cambiano l'intero look.
- **Migliora -** Registra quali finish sono più adatti a quali occasioni.
- **Affina -** Costruisci uno stile distintivo attraverso la ripetizione.

Riflessione & Appunti:
- Quale texture mi ha colpita di più oggi?
- Quale finish ha reso il look speciale?
- Quale texture mescolerei diversamente la prossima volta?

Consiglio Pro: *Il finish conta - lo stesso colore in opaco o shimmer può creare due atmosfere completamente diverse.*

_____

_____

_____

_____

_____

_____

_____

Nome del Look

_____

Sera
Giorno

Viso

Crema idratante

_____

Correttore

_____

Fondotinta

_____

Illuminante / Blush

_____

Occhi

Sopracciglia

_____

Palpebra

_____

Eyeliner

_____

Piega

_____

Mascara

_____

Labbra

Matita labbra

_____

Rossetto

_____

Gloss

Note

Nome del Look

_____

Sera
Giorno

Viso

Crema idratante

_____

Correttore

_____

Fondotinta

_____

Illuminante / Blush

_____

Occhi

Sopracciglia

_____

Palpebra

_____

Eyeliner

_____

Piega

_____

Mascara

_____

Labbra

Matita labbra

_____

Rossetto

_____

Gloss

_____

Note

Nome del Look

_____

Sera
Giorno

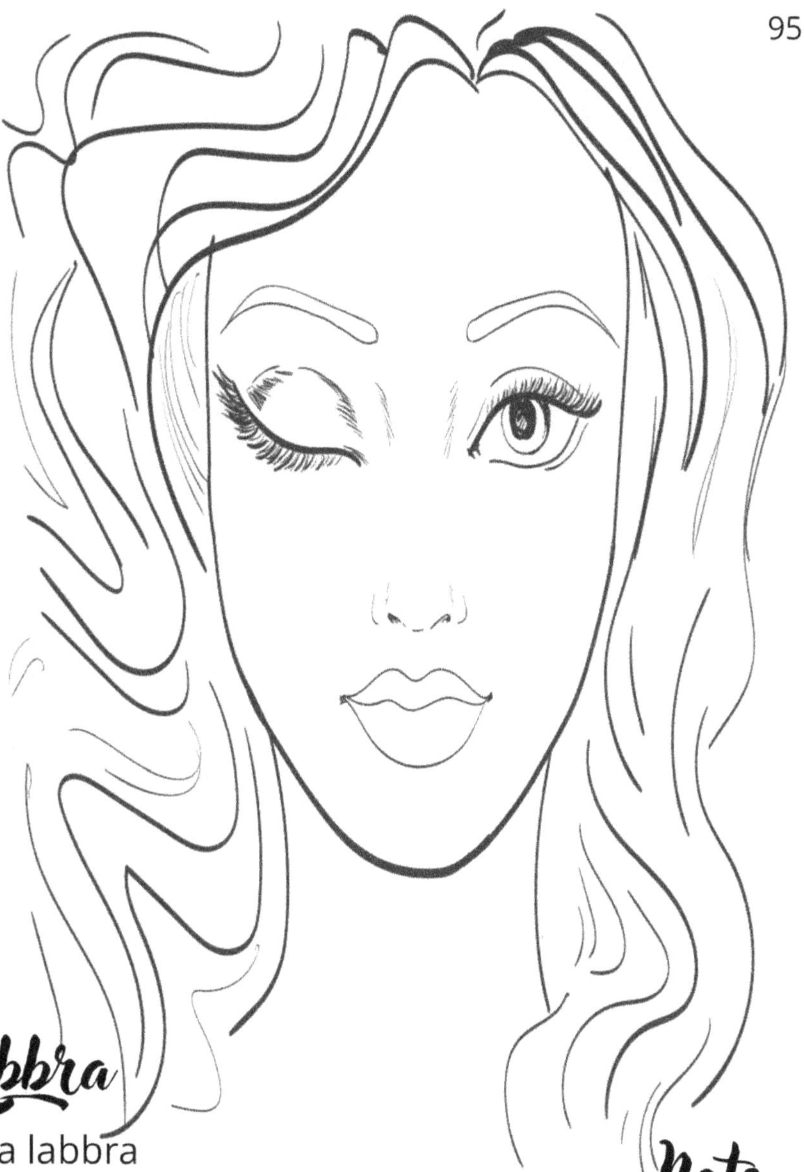

Viso

Crema idratante

_____

Correttore

_____

Fondotinta

_____

Illuminante / Blush

_____

Occhi

Sopracciglia

_____

Palpebra

_____

Eyeliner

_____

Piega

_____

Mascara

_____

Labbra

Matita labbra

_____

Rossetto

_____

Gloss

Note

I Tuoi Appunti & Foto di Ispirazione

Cattura la bellezza che hai creato oggi. Usa questa pagina come un diario - un mix di immagini, note ed emozioni.

Spunti di riflessione:

- Quale stato d'animo esprime questo look?
- Quale prodotto è stato l'"eroe" del look?
- Cosa ho imparato oggi sul mio stile?

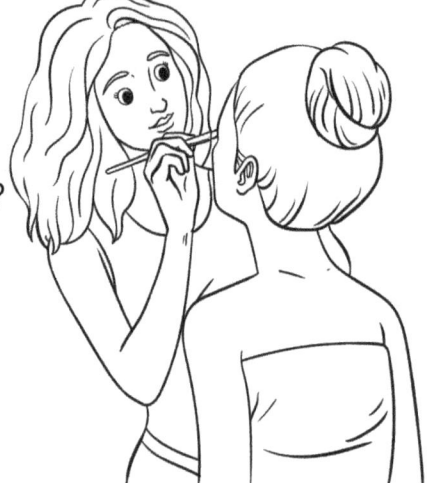

Consiglio Pro: *Il tuo stile è il riflesso del tuo percorso - ogni pagina aggiunge un nuovo capitolo.*

_____

_____

_____

_____

_____

_____

_____

_____

_____

Guida pratica al trucco & Note

Il viaggio non finisce mai. Questa pagina è un altro passo nella tua evoluzione artistica. Consideralo un promemoria che ogni nuovo look è un nuovo inizio.

Come usare questa pagina:
- **Sperimenta -** Prova a ricreare un look di una celebrità o influencer.
- **Osserva -** Confronta la tua versione con la foto di ispirazione.
- **Migliora -** Trova modi per adattare il look alle tue caratteristiche uniche.
- **Divertiti -** Ricorda perché hai iniziato: la gioia della creatività.

Riflessione & Appunti:
- Chi mi ha ispirata oggi?
- Quale parte è stata più simile all'ispirazione?
- Come l'ho resa mia?

Consiglio Pro: L'ispirazione è solo una scintilla - la tua arte è la fiamma.

_____
_____
_____
_____
_____
_____
_____
_____

Nome del Look

_____

Sera
Giorno

Viso

Crema idratante

_____

Correttore

_____

Fondotinta

_____

Illuminante / Blush

_____

Occhi

Sopracciglia

_____

Palpebra

_____

Eyeliner

_____

Piega

_____

Mascara

_____

Labbra

Matita labbra

_____

Rossetto

_____

Gloss

_____

Note

Nome del Look

_____

Sera
Giorno

Viso

Crema idratante

_____

Correttore

_____

Fondotinta

_____

Illuminante / Blush

_____

Occhi

Sopracciglia

_____

Palpebra

_____

Eyeliner

_____

Piega

_____

Mascara

_____

Labbra

Matita labbra

_____

Rossetto

_____

Gloss

_____

Note

Nome del Look

_____

Sera
Giorno

Viso

Crema idratante

_____

Correttore

_____

Fondotinta

_____

Illuminante / Blush

_____

Occhi

Sopracciglia

_____

Palpebra

_____

Eyeliner

_____

Piega

_____

Mascara

_____

Labbra

Matita labbra

_____

Rossetto

_____

Gloss

_____

Note

I Tuoi Appunti & Foto di Ispirazione

Questa pagina è la tua galleria creativa. Usala per seguire i tuoi progressi, raccogliere i tuoi look preferiti e riflettere sul tuo percorso.

Aggiungi selfie, foto di ispirazione o ritagli per dare vita ai tuoi design!

Spunti di riflessione:
- Cosa mi ha ispirata per questo look?
- Quali prodotti o colori hanno funzionato meglio?
- Cosa farei diversamente la prossima volta?
- Come mi sono sentita mentre creavo questo makeup?

Consiglio Pro: *Stampa un selfie, una polaroid o anche un ritaglio di rivista e incollalo qui. Confronta la tua face chart con il risultato reale!*

Guida pratica al trucco & Note

Ogni capolavoro nasce dalla pratica. Usa questa pagina come il tuo laboratorio creativo - uno spazio sicuro per sperimentare, provare look audaci e imparare da ogni pennellata. Ogni tentativo, perfetto o imperfetto, ti porta più vicino alla padronanza.

Come usare questa pagina:
- **Sperimenta -** Gioca con prodotti, tonalità e texture diverse.
- **Osserva -** Fai attenzione a sfumature, equilibrio e simmetria.
- **Migliora -** Annota cosa è andato bene e cosa rifaresti in modo diverso la prossima volta.
- **Sii audace -** Non trattenerti! Il trucco è libertà, non regole.

Riflessione & Appunti:

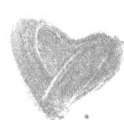

- Quale nuova tecnica ho esplorato oggi?
- Quale parte del look è riuscita meglio?
- Cosa potrei aggiustare per renderlo ancora migliore la prossima volta?

Consiglio Pro: *Il progresso conta più della perfezione. Ogni pagina che riempi è la prova della tua crescita come artista.*

_____

_____

_____

_____

_____

_____

Stile di trucco: _____   Tipo: _____
Fondotinta: _____   Durata: _____
Cipria: _____   Data: _____
Blush: _____   Makeup Artist: _____
Contour: _____   Evento: _____

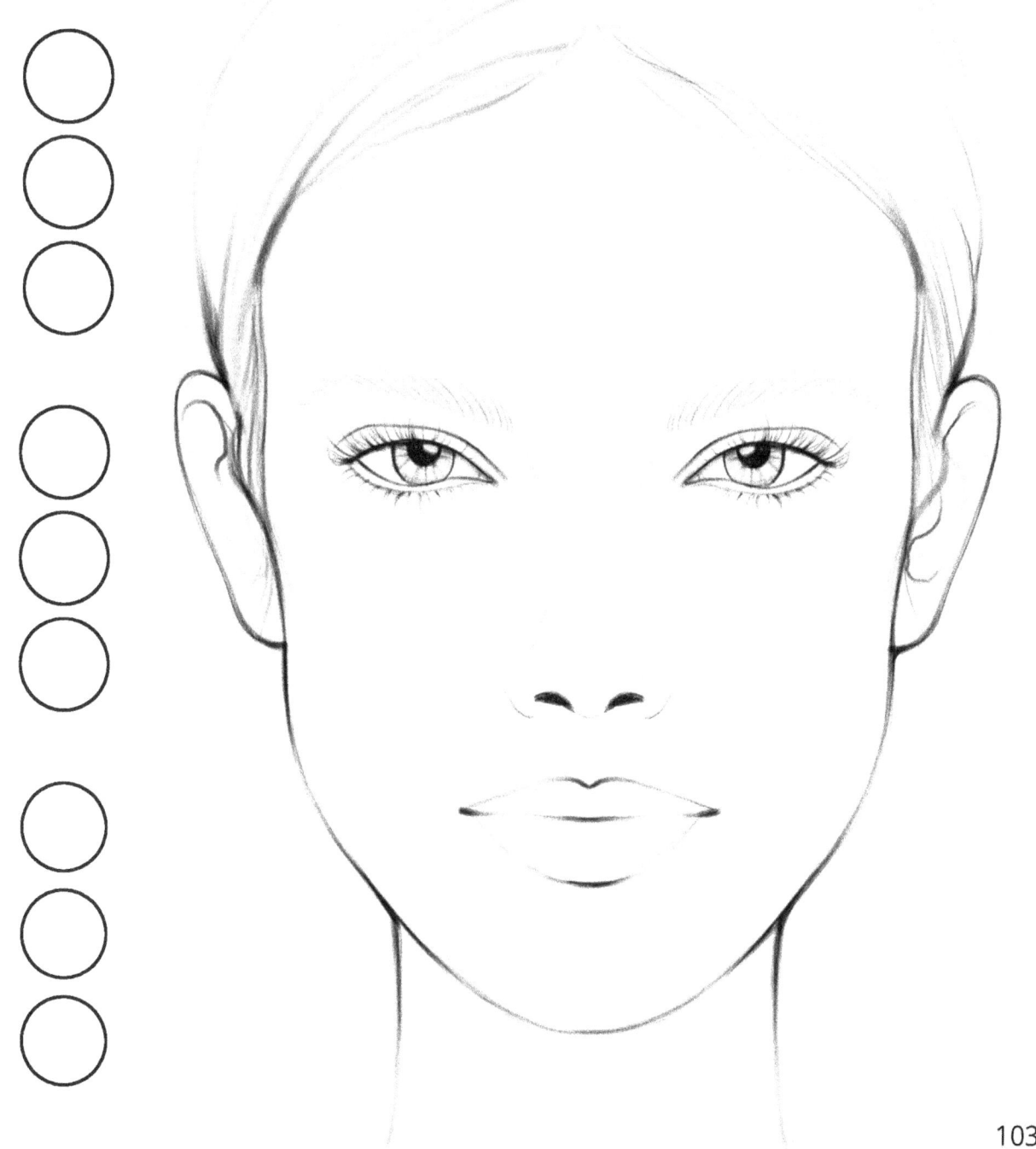

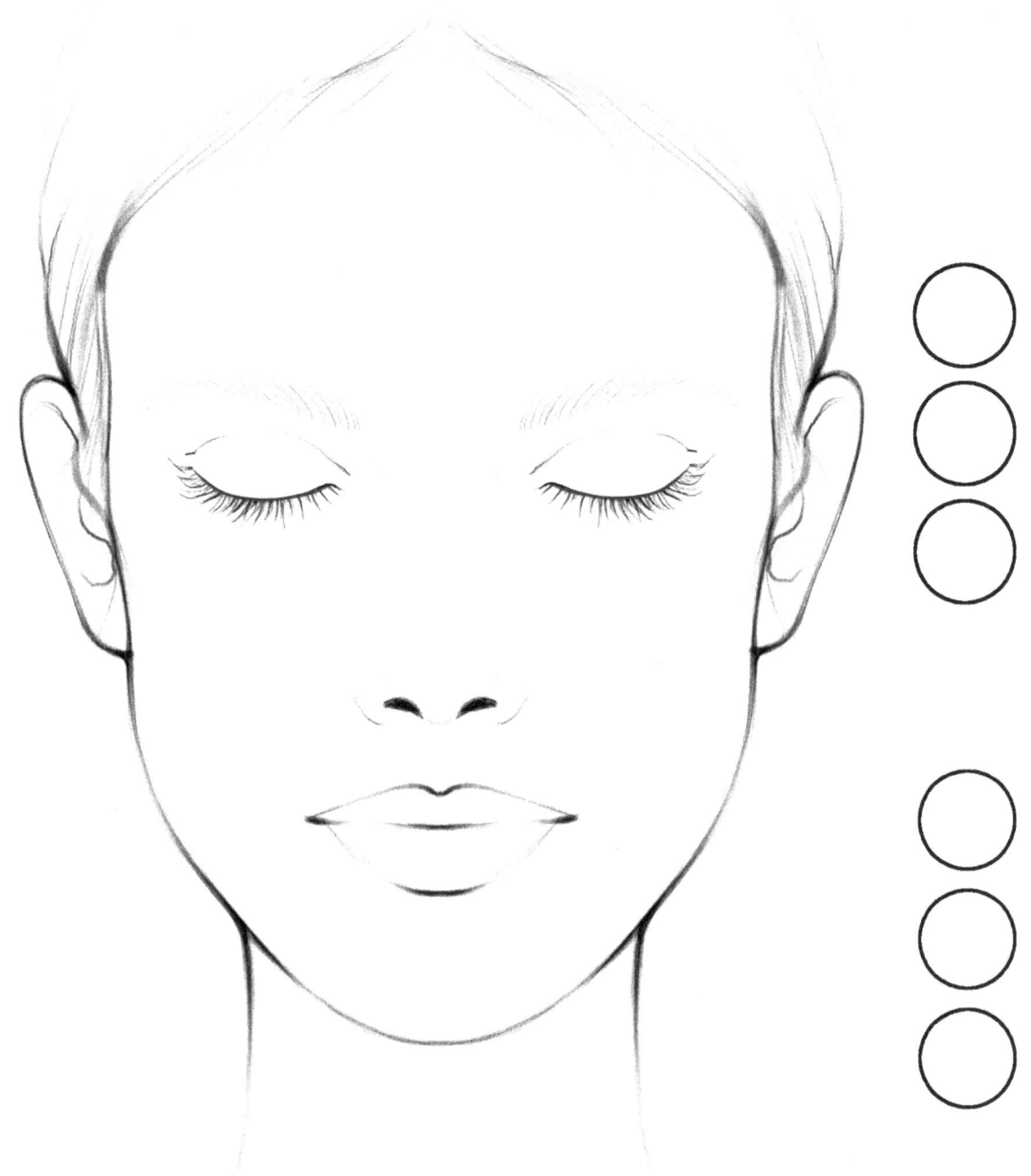

Stile di trucco: _____ Tipo: _____
Fondotinta: _____ Durata: _____
Cipria: _____ Data: _____
Blush: _____ Makeup Artist: _____
Contour: _____ Evento: _____

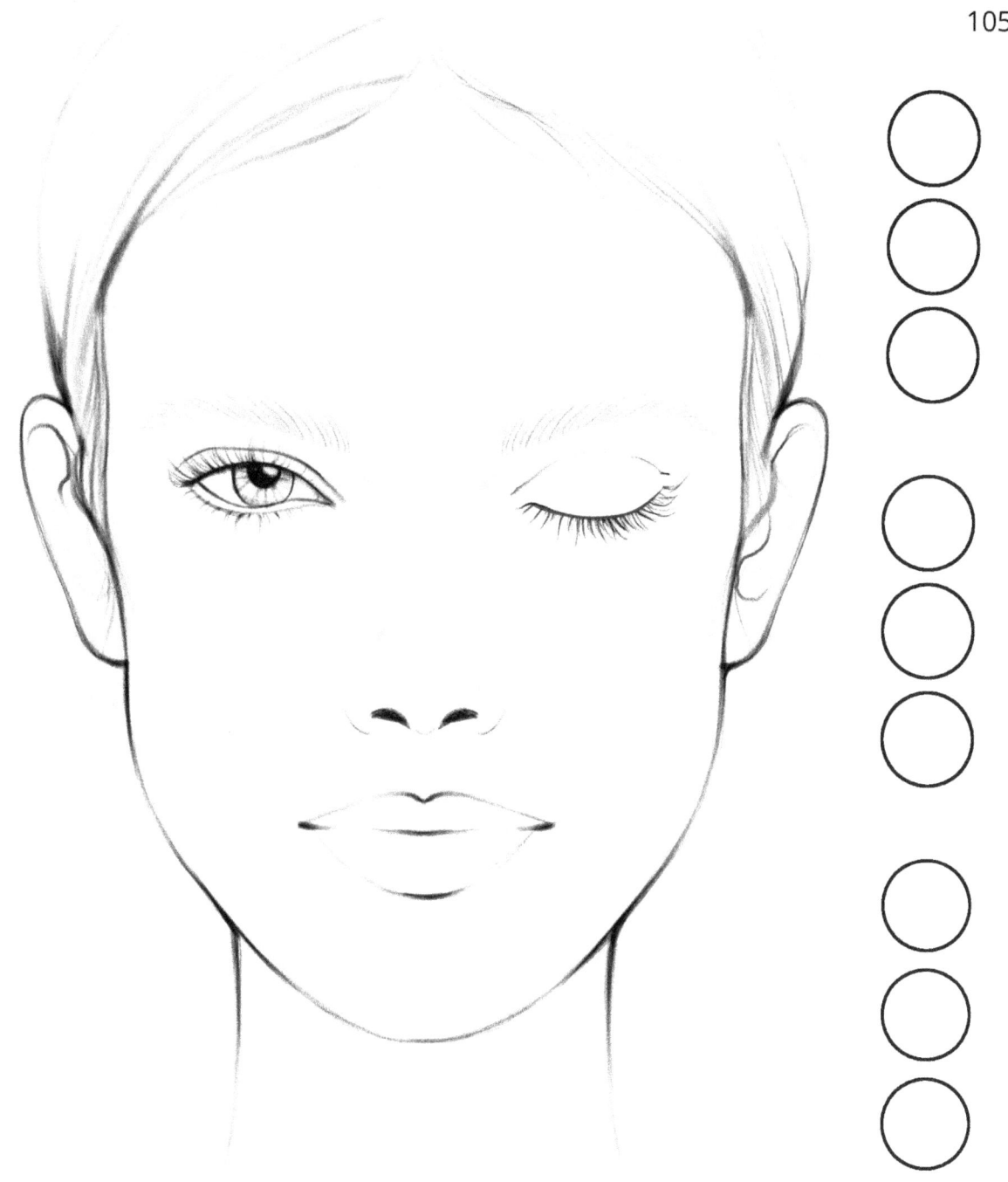

Stile di trucco: _____ Tipo: _____
Fondotinta: _____ Durata: _____
Cipria: _____ Data: _____
Blush: _____ Makeup Artist: _____
Contour: _____ Evento: _____

Stile di trucco: _____ Tipo: _____
Fondotinta: _____ Durata: _____
Cipria: _____ Data: _____
Blush: _____ Makeup Artist: _____
Contour: _____ Evento: _____

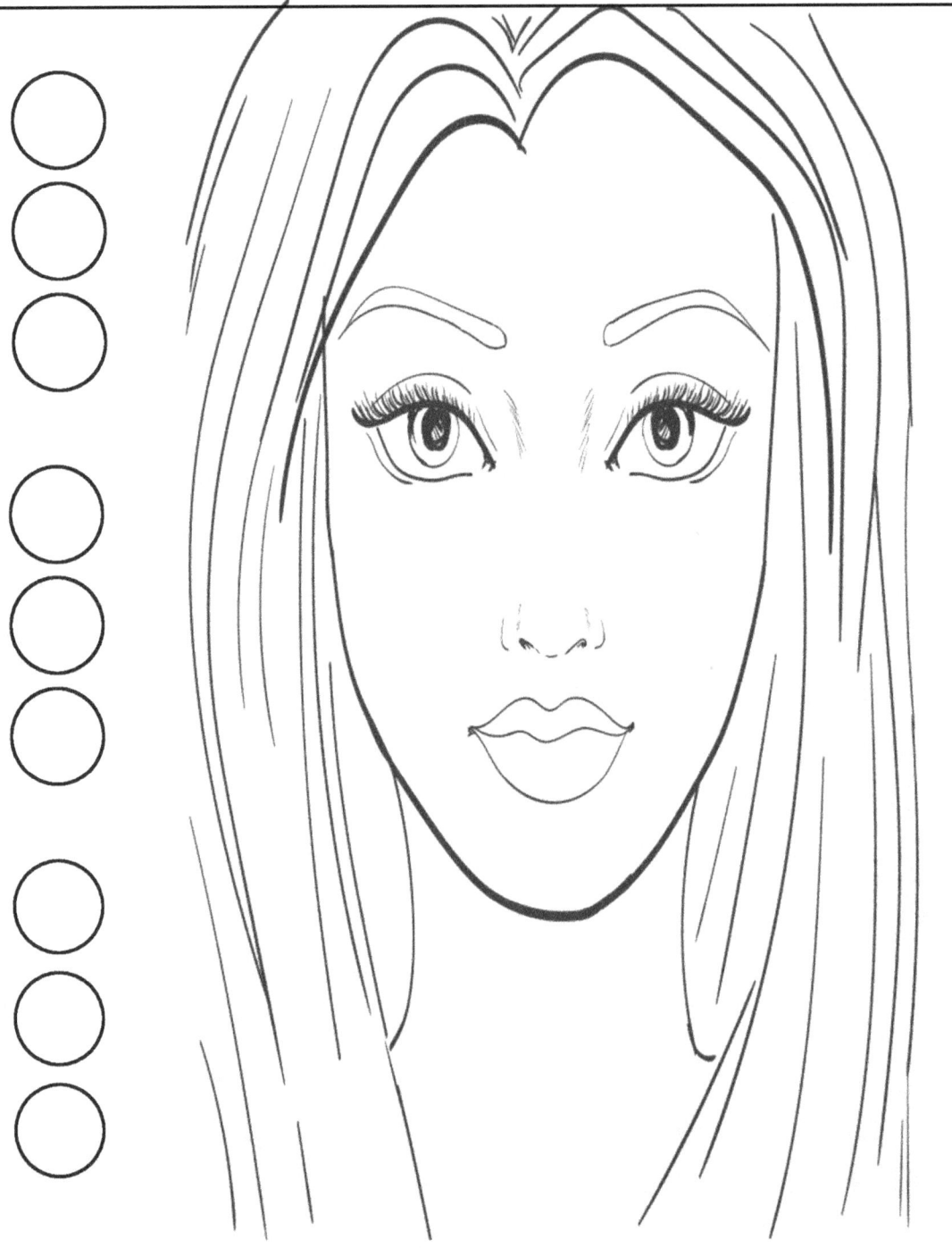

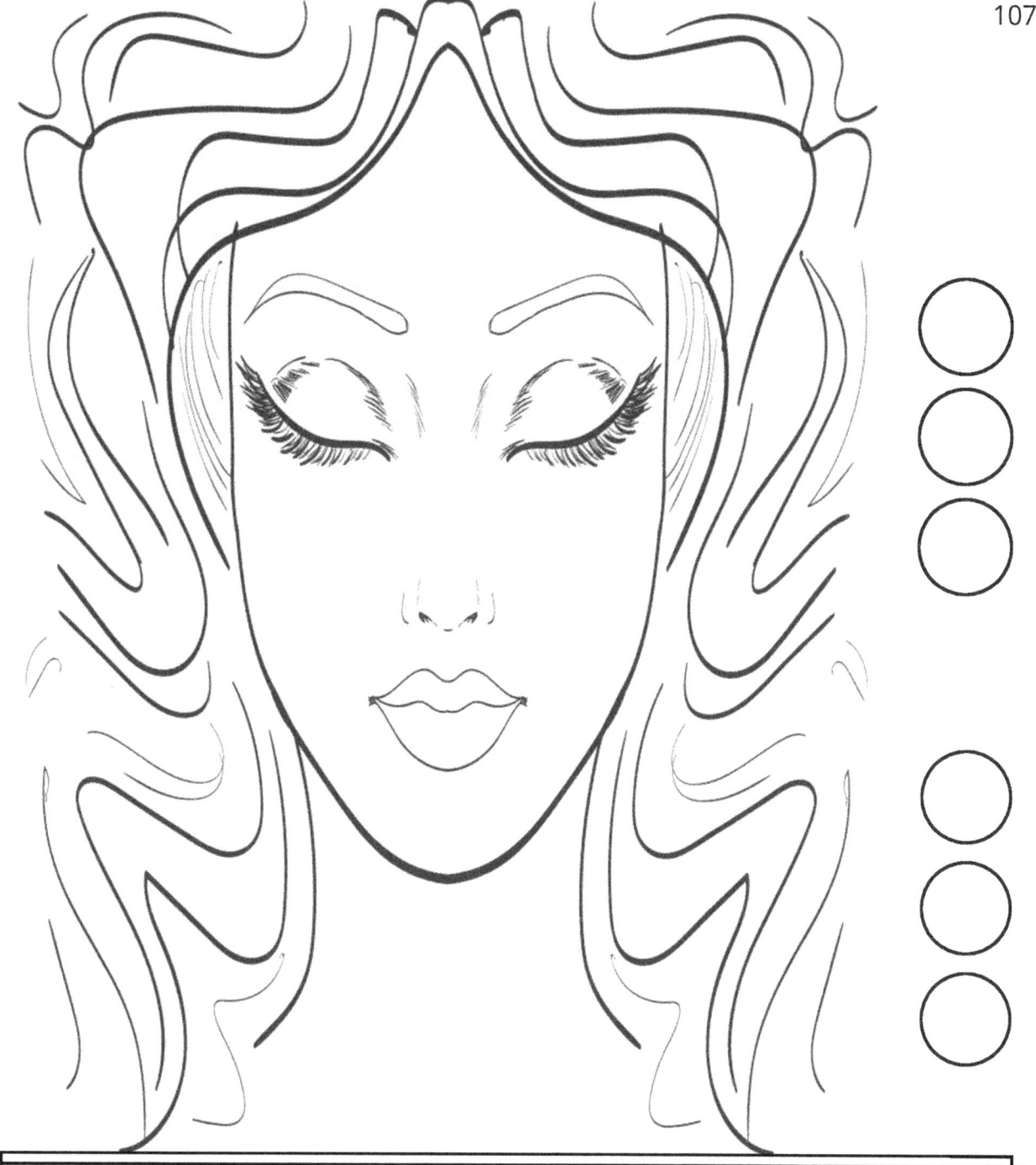

Stile di trucco: _____ Tipo: _____
Fondotinta: _____ Durata: _____
Cipria: _____ Data: _____
Blush: _____ Makeup Artist: _____
Contour: _____ Evento: _____

Stile di trucco: _____ Tipo: _____
Fondotinta: _____ Durata: _____
Cipria: _____ Data: _____
Blush: _____ Makeup Artist: _____
Contour: _____ Evento: _____

Lista di Controllo per il Makeup Artist

Ogni artista ha bisogno degli strumenti giusti. Usa questa checklist per tenere traccia dei tuoi prodotti essenziali. Spunta le caselle mentre costruisci il tuo kit e aggiungi i tuoi must-have alla fine!

Prodotti Viso
- Primer
- Fondotinta
- Correttore
- Cipria fissante
- Blush
- Terra / Bronzer
- Illuminante

Occhi
- Matita / Gel sopracciglia
- Palette di ombretti
- Eyeliner
- Mascara
- Ciglia finte & colla
- Primer occhi

Labbra
- Matita labbra
- Rossetto
- Gloss / Balsamo labbra

Strumenti & Pennelli
- Pennello fondotinta / Spugnetta
- Pennello cipria
- Pennello blush
- Pennello da sfumatura
- Pennello eyeliner
- Pennello labbra
- Piega ciglia

Preparazione Skincare
- Detergente
- Crema idratante
- Protezione solare
- Tonico / Essenza
- Crema contorno occhi

_____
_____
_____
_____
_____

I Miei Prodotti Preferiti

"Questa pagina è tutta per te! Scrivi i tuoi prodotti indispensabili - quelli senza cui non puoi vivere. Dal tuo fondotinta must-have al rossetto preferito, crea la tua lista personale di tesori beauty."

- Fondotinta che amo di più:

- Palette di ombretti preferita:

- Miglior rossetto da tutti i giorni:

- Il mio illuminante preferito:

- Pennello / Strumento essenziale:

_____
_____
_____
_____
_____
_____
_____
_____
_____
_____

Il Mio Diario Personale di Makeup

Un piccolo spazio per una riflessione finale.

Hai raggiunto la fine di questo quaderno - ma in realtà, questo è solo l'inizio del tuo percorso come makeup artist. Usa questa pagina per raccogliere i tuoi pensieri, le tue lezioni e i tuoi obiettivi futuri:

- Cosa ho imparato:

- I miei look preferiti:

- I miei prossimi obiettivi come makeup artist:

"Ogni volto che dipingi è una nuova tela. Continua a imparare, a creare, a brillare."

_____
_____
_____
_____
_____
_____
_____
_____
_____

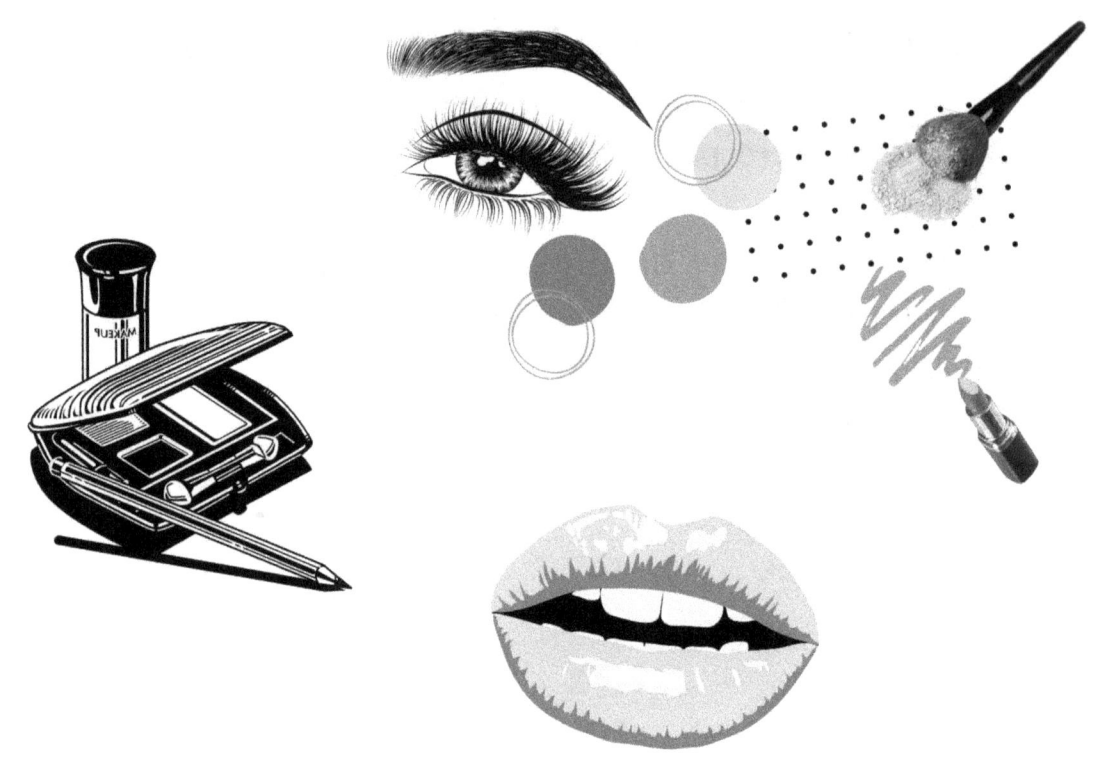

Artista del trucco

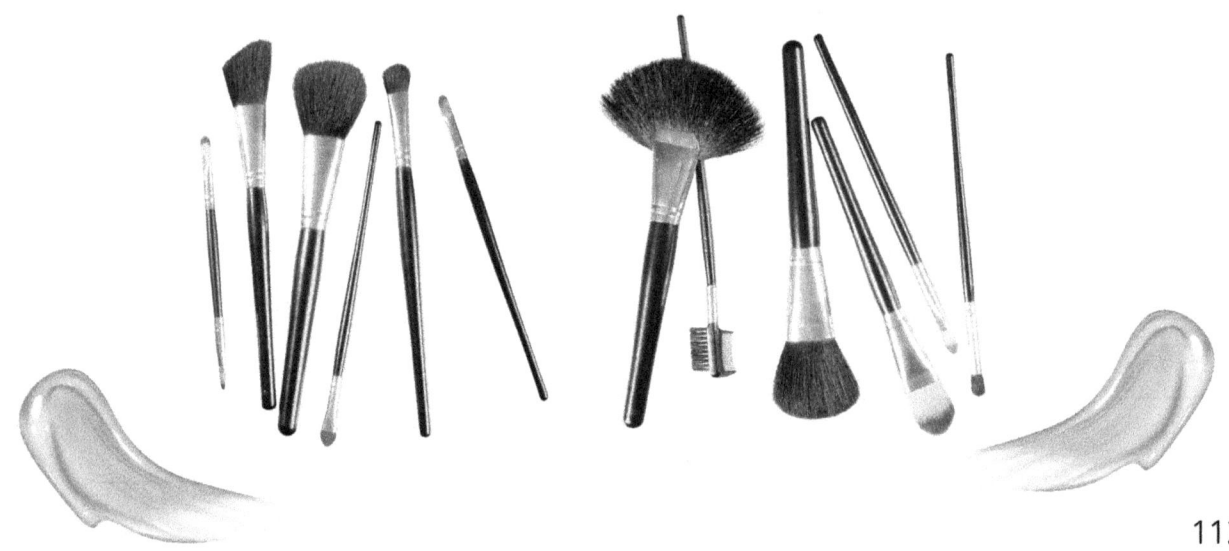

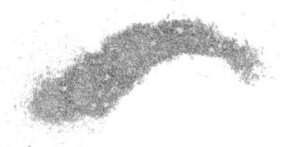 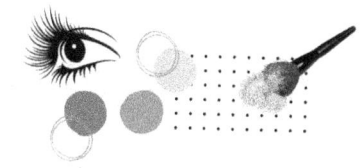

Congratulazioni!
Ce l'hai fatta!

Congratulazioni, splendida artista!

Hai raggiunto le ultime pagine di questo quaderno di pratica, il che significa che hai investito tempo, energia e creatività per diventare la migliore versione di te stessa come artista. Che tu abbia iniziato da principiante o con esperienza, ogni face chart compilata e ogni appunto scritto è stato un passo avanti nel tuo percorso.

Il makeup è più che prodotti e pennelli. È espressione, pratica e passione. Ogni pagina completata ti ha portata più vicina a padroneggiare nuove tecniche e a scoprire il tuo stile unico.

Ricorda: La crescita arriva con la costanza. Continua a sperimentare, a esplorare e, soprattutto, a divertirti con la tua arte!

Ci piacerebbe avere tue notizie!

Il tuo feedback per noi è prezioso. Se questo quaderno ti ha ispirata o aiutata, dedica un momento per lasciare una recensione. Non solo ci incoraggia, ma aiuta anche altri amanti del makeup a scoprire questo libro e a iniziare il proprio percorso.

Raccontaci come questo libro ha supportato la tua creatività, ci piacerebbe ascoltare la tua storia!

Grazie per aver fatto parte di questa avventura creativa!

**Continua a esercitarti, a brillare e a non smettere
mai di esplorare il tuo potenziale artistico!**

Niky Jadesson

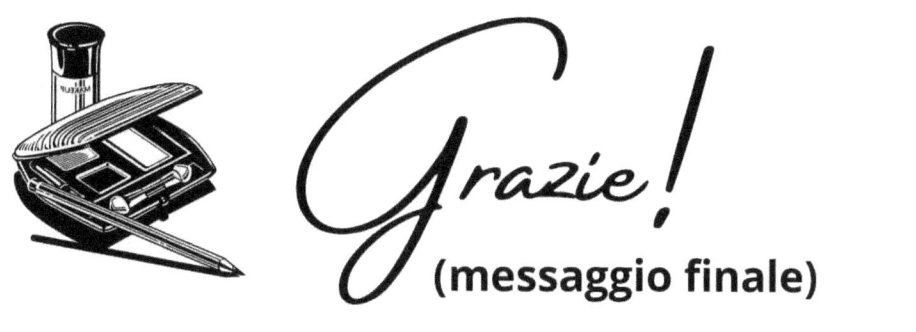
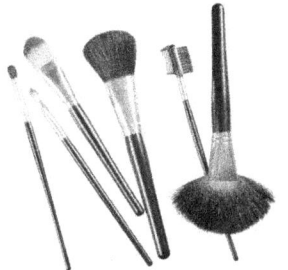

Grazie!
(messaggio finale)

Grazie per essere qui!
Speriamo che questo quaderno ti sia piaciuto e che lo abbia trovato ispirante, pratico e divertente da usare.

Il tuo supporto per noi significa tantissimo!
Come progetto editoriale indipendente, ogni recensione, parola gentile o suggerimento ci aiuta a continuare a creare strumenti per aspiranti makeup artist come te.

Se desideri condividere feedback, suggerimenti o semplicemente dire ciao, ci farebbe piacere sentirti:
nikyjadesson@gmail.com

Puoi anche trovare altri design e varianti di questo quaderno cercando **Niky Jadesson** sulla tua piattaforma di libri preferita.

Grazie ancora per aver fatto parte di questo viaggio creativo!

Che la tua arte continui a brillare e a crescere con ogni nuovo look che creerai!

Niky Jadesson

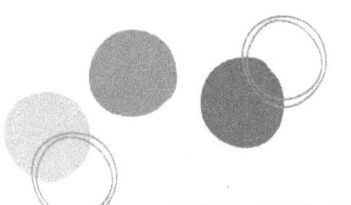 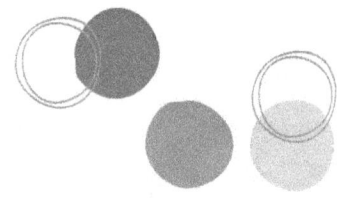

GRAZIE PER AVER SCELTO QUESTO LIBRO!

Apprezziamo profondamente il tempo, l'impegno e la passione che hai messo nell'utilizzare questo quaderno.

La tua creatività è ciò che ci ispira a continuare a creare risorse che incoraggiano crescita, fiducia ed espressione personale.

Ci piacerebbe avere le tue opinioni!
Se hai trovato utile questo libro, la tua recensione sarebbe molto preziosa - aiuta altri appassionati di makeup a scoprire questa risorsa e sostiene la nostra missione di creare di più.

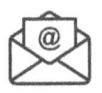 Sentiti libera di contattarci a: nikyjadesson@gmail.com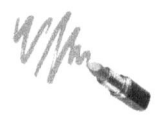

Vuoi esplorare di più?
Puoi trovare altri design e varianti cercando
Niky Jadesson Books online.

Grazie ancora - e soprattutto:
continua a praticare, a brillare e a creare!

Niky Jadesson

Informazioni sull'Autrice

Niky Jadesson è un'autrice e designer creativa, appassionata di unire educazione e immaginazione.

Con amore per l'arte e l'espressione personale, crea libri che aiutano i lettori a esplorare la propria creatività, sviluppare nuove abilità e godersi il processo lungo il percorso.

La sua ispirazione nasce dalla gioia di imparare, dalla bellezza della trasformazione e dalla scintilla di fiducia che arriva con la pratica.

Quando Niky non scrive o non progetta nuovi lavori, ama passare del tempo nella natura, sorseggiare tè e pensare a nuovi modi per rendere l'apprendimento e la creatività più divertenti.

La sua missione è semplice: ispirare e dare potere alle persone affinché si esprimano, una pagina alla volta.

Puoi scoprire altri suoi libri cercando
"Niky Jadesson Books" online.

Glossario dei Termini di Trucco
- Glossary of Makeup Terms
(Equivalenti in inglese tra parentesi)

- **Primer (Primer) -** Un prodotto di base che leviga la pelle e aiuta il trucco a durare più a lungo.
- **Fondotinta (Foundation) -** Un prodotto che uniforma il tono della pelle e crea una base omogenea.
- **Correttore (Concealer) -** Usato per coprire imperfezioni, occhiaie o discromie.
- **Cipria Fissante (Setting Powder) -** Polvere applicata per fissare il fondotinta e ridurre la lucidità.
- **Fard / Blush (Blush) -** Dona un colorito naturale alle guance.
- **Terra Abbronzante (Bronzer) -** Riscalda l'incarnato e crea un effetto "baciata dal sole".
- **Illuminante (Highlighter) -** Aggiunge luminosità ai punti alti del viso come zigomi, arcata sopraccigliare e naso.
- **Contouring (Contour) -** Toni scuri applicati per scolpire e definire i lineamenti del viso.

- **Matita/Gel Sopracciglia (Brow Pencil/Gel) -** Prodotti per riempire e definire le sopracciglia.
- **Ombretto (Eyeshadow) -** Polvere o crema pigmentata applicata sulle palpebre per dare colore e profondità.
- **Eyeliner (Eyeliner) -** Definisce gli occhi con formule in matita, liquido o gel.
- **Mascara (Mascara) -** Scurisce, allunga e volumizza le ciglia.
- **Ciglia Finte (False Lashes) -** Ciglia sintetiche o naturali applicate con colla per un effetto più drammatico.
- **Primer Occhi (Eye Primer) -** Prodotto di base per le palpebre che aumenta l'intensità e la durata dell'ombretto.

Glossario dei Termini di Trucco
- Glossary of Makeup Terms
(Equivalenti in inglese tra parentesi)

- **Eyeliner a Codina (Winged Eyeliner)** - Eyeliner esteso verso l'esterno in una forma alata per un effetto audace.
- **Smokey Eye (Smokey Eye)** - Un look con ombretti scuri e sfumati che crea profondità e intensità.
- **Matita Labbra (Lip Liner)** - Matita usata per delineare e definire le labbra.
- **Rossetto (Lipstick)** - Prodotto colorato che aggiunge pigmento e texture alle labbra.
- **Lucidalabbra (Lip Gloss)** - Prodotto lucido, a volte colorato, per un finish brillante.
- **Spray Fissante (Setting Spray)** - Nebbia applicata dopo il trucco per fissarlo a lungo.
- **Sfumatura (Blending)** - Il processo di ammorbidire le linee tra i colori per un effetto uniforme.
- **Cut Crease (Cut Crease)** - Tecnica di ombretto che definisce la piega della palpebra con tonalità a contrasto per un effetto drammatico.
- **Trucco Naturale (Natural Look)** - Uno stile morbido e delicato che valorizza i tratti senza applicazioni pesanti.
- **Glam da Red Carpet (Red Carpet Glam)** - Uno stile glamour e audace pensato per occasioni speciali.

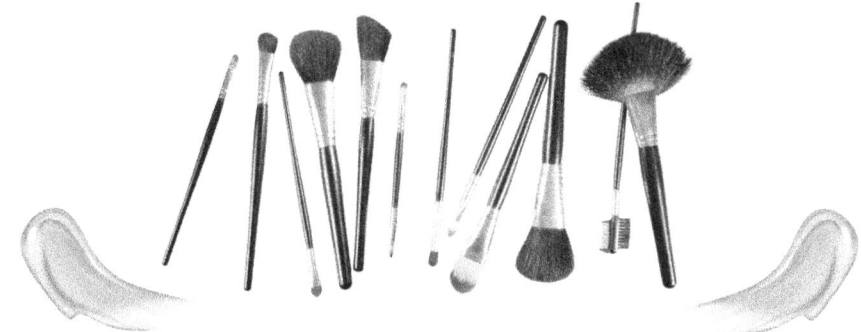